U0200424

晋太医令王叔和校　唐代隐士孙思邈述

论自明代出现　民国甲戌初印　刘镜沅题

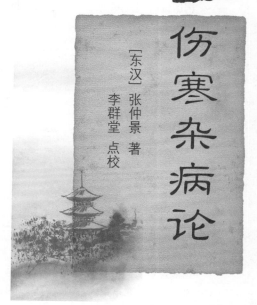

涪陵古本

伤寒杂病论

[东汉] 张仲景 著

李群堂 点校

学苑出版社

图书在版编目(CIP)数据

涪陵古本伤寒杂病论／(汉)张仲景著;李群堂点校.
北京:学苑出版社,2015.10(2021.10重印)
ISBN 978-7-5077-4884-0

Ⅰ.涪… Ⅱ.①张…②李… Ⅲ.《伤寒杂病论》
Ⅳ.R222.1

中国版本图书馆 CIP 数据核字(2015)第 236478 号

责任编辑:付国英
出版发行:学苑出版社
社   址:北京市丰台区南方庄 2 号院 1 号楼
邮政编码:100079
网   址:www.book001.com
电子信箱:xueyuanpress@163.com
电   话:010-67603091(总编室)、010-67601101(销售部)
印 刷 厂:北京市京宇印刷厂
开本尺寸:890×1240 1/32
印   张:9.375
字   数:177 千字
版   次:2015 年 10 月第 1 版
印   次:2021 年 10 月第 5 次印刷
定   价:58.00 元

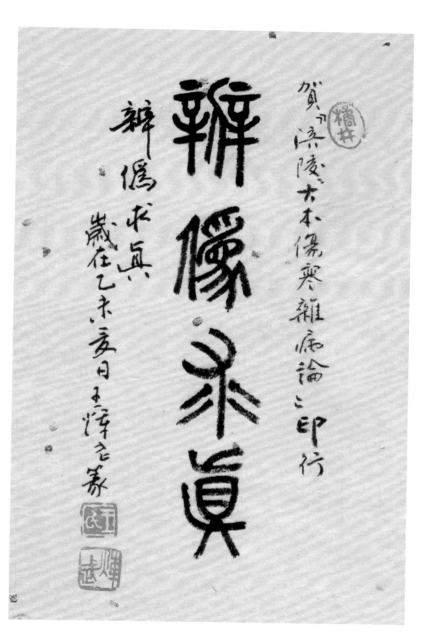

王辉武先生为本书题字：辨伪求真

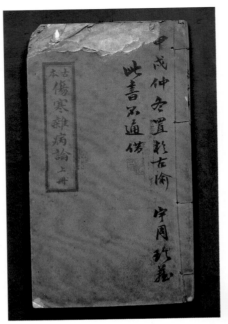

涪陵古本《伤寒杂病论》书影

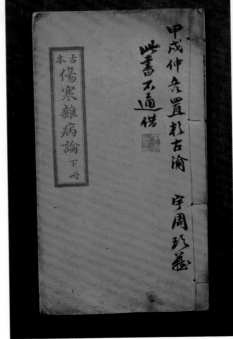

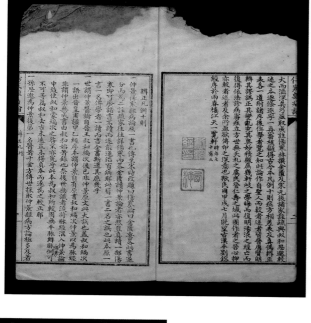

大而滋深矣乃亟取成註傷寒林撰金匱及宋元後諸家註疏與叔和思邈較述之本逐條逐字一再審核擬得古今本凡例十則症方相差表及真僞辨正表各一道附諸序後俾學者覽之知此論作自聖人而較者述者皆晉唐賢明辨其謬譌正其變亂究其奧妙精微庶幾軒岐之學晦而復明湯液之經亡而復得依法診病審症立方世無夭札之虞民登仁壽之域此固作者之苦心抑亦較者述者及余所亟欲傳印之深意也歟民國甲戌七月既望古漢平劉鎔經序於雨春樓江天一覽軒 時年七十有三

辨正凡例十則

一仲景傷寒雜病論原一書也傳至宋時改題曰傷寒論曰金匱要畧此書遂分而爲二註疏家往往詳傷寒而畧金匱讀仲景論者亦然豈真讀一部傷寒即可療諸書不讀而遂能通治百病耶此皆一書二名之誤也此本原一書一名俾學者一讀而盡全書斯道其庶幾乎

一世謂仲景醫論自晉王叔和編次後已非仲景原文此大誤也蓋叔和編次一語出晉皇甫謐甲乙經序本謂仲景自有原書叔和編次仲景以爲脉經非謂仲景無成書由叔和始著錄也奈後世無識者流將脉經混入仲景論中致使叔和蒙編次之咎不亦冤乎此本爲叔和所較固無平脉辨脉經文例可不可等篇叔和去古未遠豈未得真本而遂爲之較正耶

一孫思邈爲仲景後第一名醫著千金方傳世採取仲景雜病方論極多及著

傷寒雜病論卷一

漢張機仲景著　西晉太醫令高平王叔和校本
唐華原太白山隱士孫思邈述　漢平劉鎔經傳印

辨藏府經絡先後病脈證篇第一

夫人稟五常。因風氣而生長。風氣雖能生萬物。亦能害萬物。如水能浮舟。亦能覆舟。若五藏元真通暢。人即安和。客氣邪風。中人多死。千般疢難。不越三條。一者。經絡受邪。入藏府。爲内所因也。二者、四肢九竅。血脈相傳。壅塞不通。爲外皮膚所中也。三者、房室金刃蟲獸所傷。以此詳之。病由都盡。若人能慎養。不令邪氣干忤經絡。適中經絡。未流傳藏府。即醫治之。四肢纔覺重滯。即導引吐納。鍼灸膏摩。勿令九竅閉塞。更能勿犯王法。禽獸災傷。房室勿令竭乏。服食節其冷熱、苦、酸、辛、甘。不遺形體有衰。病則無由入其腠理。腠者。是三焦通會元真之處。

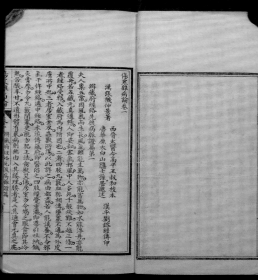

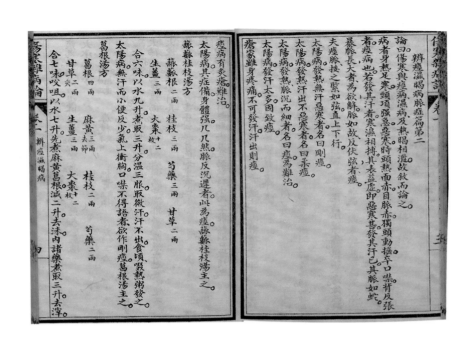

辨痙濕暍病脈症篇第二

論曰傷寒與痙病濕病及熱暍相濫故敍而論之。

病者身熱足寒頸項強急惡寒時頭熱面赤目脈赤獨頭動搖卒口噤背反張者痙病也若發其汗者寒濕相摶其表益虛即惡寒甚發其汗已其脈如蛇。

暴脈長大者為欲解脈如故反伏弦者痙。

夫痙脈按之緊如弦直上下行。

太陽病發熱無汗反惡寒者名曰剛痙。

太陽病發熱汗出而不惡寒者名曰柔痙。

太陽病發熱脈沉而細者名曰痙為難治。

太陽病發汗太多因致痙。

瘡家雖身疼痛不可發汗汗出則痙。

痙病有灸瘡難治。

太陽病其症備身體強几几然脈反沉遲者此為痙栝蔞桂枝湯主之。

栝蔞桂枝湯方

栝蔞根二兩　桂枝三兩　芍藥三兩　甘草二兩

生薑三兩　大棗十二枚

右六味以水九升煮取三升分溫三服取微汗汗不出食頃啜熱粥發之。

太陽病無汗而小便反少氣上衝胸口噤不得語者欲作剛痙葛根湯主之。

葛根湯方

葛根四兩　麻黃三兩　桂枝二兩　芍藥二兩

甘草二兩　生薑三兩　大棗十二枚

右七味㕮咀以水七升先煮麻黃葛根減二升去沫內諸藥煮取三升去滓

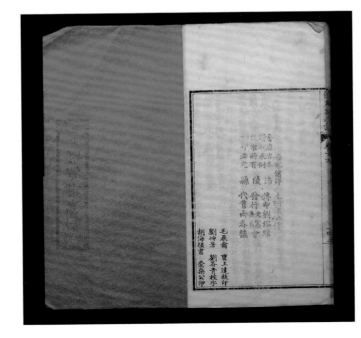

涪陵古本《伤寒杂病论》访求记

（代序）

从来业医者，若非深研《伤寒杂病论》，少有能成就大事的。然自"伤寒"、"杂病"离析，版本由之纷纭。《伤寒论》一部，今皆以宋本为尊，故其流布亦最广。宋本所存"伤寒"之精义、仲景之佚文，虽十具九五，仍不免有遗珠之憾。至于"杂病"部分，亦有宋臣据蠹简所校定之《金匮要略》，而其阙衍错讹，更有甚者，故古来医家，欲睹仲景原著之全而不可得。今之有志于版本研究者，虽广为搜罗，互为比勘，留有丰富之文献，但又很难及时、全面地体现在"通行本"上，医学生、临床医者也绝少精力、兴趣、条件去比对各种版本之异同，故所读者仍只是"宋本"，岂不可叹！

十余年前，笔者曾发愿通校《伤寒论》，全面汲取各版本之长，整理出一部"逼真伤寒论"来，供临床医者参考，故而十分留心收集各种《伤寒论》版本，由此注意到民国时期"发掘"出的三种《伤寒杂病论》古本。其中"桂林古本"与"长沙古本"早已一睹为快，唯"涪陵古本"无缘一见。加之生计所迫，妄想纷纭，无奈只得将此事搁置

1

下来，深以为憾。

　　大约在 2014 年 8 月，重庆市中医药学会的周天寒会长来电，称学苑出版社的陈辉先生计划出版上述三种《伤寒杂病论》古本，但"涪陵本"找不到，希望借"地利"帮忙找找。承周会长抬爱，此役加身，正好再启"涪陵古本"的找寻之旅。

　　2004 年第 6 期《国医论坛》发表了河南淮滨魏雪舫先生的《涪陵古本〈伤寒杂病论〉概述》一文，文中提到，作者"亲赴重庆，几经周折，终得一见……该书为海内仅存孤本，纸墨如新，但上册顶端已为鼠啮几尽，现藏重庆市图书馆"。据此线索，笔者曾多次前往重庆图书馆，通过馆内检索系统查询，始终不见踪影；再请工作人员帮忙检索，亦无所获；后又通过重庆三峡医药高等专科学校的刘方方先生，辗转委托馆内熟人去找，仍不可得。奇怪！仅过十年，此本难道人间蒸发？

　　所幸如今网络发达，信息畅通，因从"孔夫子旧书网"上发现有售"涪陵古本"上册复印件，经电话联系，确无全本，甚是可惜。但所附书影有"刘镜沅题"四字，可为线索。又据魏文所载"涪陵古本"传者刘镕经之序云："涪陵庠内张齐五氏，抄存仲景医论总纲一卷，杂病论九卷……得之前清咸同间由垫江来涪陵之袁医士，袁得自明代垫邑某洞土中石柜所藏也。……及访诸袁医士之徒陈某后裔家藏本始抄其全。"考刘镕经氏，乃清末民初时眼科医生，字西池，汉平（今重庆涪陵东南）人，曾从友人吴梦醒处得无名道士所著《眼科仙方》秘本，加以考证编纂而付梓。又考得在川东书画界享有盛誉的刘镜沅氏，亦同时代之涪陵人。据"重庆白鹤梁水下博物馆"网站所载"白鹤梁称谓相关问题考证"（作者为长江师范学院之曾超）一文，"民国二十六年（1937年），刘镜沅题诗曰：'白鹤梁中白鹤游，窅然飞去几千秋'"，同年，"有玉山老人刘镕经《游白鹤梁》题诗：'江水西来去自东，浪淘淘尽几英雄。……扁舟载得潞州酒，醉听渔人唱晚风。'"则刘镕经氏或与刘镜沅氏过从甚密，故得刘镜沅之题写书名。

由此，或可通过"找人"来"找书"，乃拜托重庆市中医药学会副会长（原涪陵区卫生局局长）向明成先生，遍访涪陵及其原所辖垫江等各区县之中医界人士。向先生十分热心，在年底召开的"涪陵区老中医座谈会"上，向聂天义等老前辈提及此事，并请各位回忆，是否有刘镕经氏、张齐五氏、袁某、陈某之后裔仍在从医者，但皆回言"没听说过"。再请各位循此线索尽力打探，也仍一无所获，真真莫奈之何！

不觉时至年关，忽有重庆图书馆邓莉萍女士来就诊，乃托以找书之事，不日即来电曰"已寻得"，真是"踏破铁鞋无觅处"，令人喜不自禁！当即向周天寒会长汇报，周会长又告知陈辉先生，陈先生随即寄来出版合同，并请校之。待数日后得闲，乃兴冲冲前往图书馆借阅，不料其寻得的却是清末经学大师四川廖平先生所辑补的"《伤寒杂病论》古本"（此本笔者早已录得），顿时气馁。既已应承周会长、陈先生，现在却成了"无米之炊"，这可如何是好？

一个人呆坐图书馆过道多时，苦苦思索，想魏先生既言之凿凿，必不致诳人，堂堂重庆图书馆，必不致毁书灭迹，则此本必定仍藏在馆中某处，只是须得具大力之人方能搜寻。思维及此，立时联系市委副秘书长薛竹女士，备述因果，及骑虎难下之势，伏请助力。幸得不弃，旋即委托市文化委员会的同志安排落实。果不其然，得任竞馆长的大力支持，数日后即再次传来喜讯，邀笔者前往鉴定。这一次确是真的"涪陵本"了！原来，书一直就在馆内，只因此书系民国文献（民国文献是重庆图书馆三大特色馆藏之一，馆内藏有民国图书7万余种，10万余册），重庆图书馆2007年搬迁后，民国文献尚在陆续著录之中，此书尚未进入数据库，故而查询不到。既获至宝，却又无暇时时前往馆中抄录，而按规定此类珍本又不得随意拍照、复印，乃烦请特藏部的袁佳红主任通融，经请示领导，得以用馆中先进的扫描仪录得极清晰的电子照片，至此大功告成！

春节期间，又请袁春琳、鲁雯娟两位同学利用假期分别将上下册转换为文字档，以便校对。不料校至正文第十六、十七页时，原版竟将第十四、十五页重复装订以代之，从"柴胡加龙骨牡蛎汤方"下以至"伤寒发热，汗出不解，心中痞坚，呕吐下利者，大柴胡汤主之"两页条文缺如。这真急煞人也！此编已是"孤本"，如何才能补齐？苦思冥想，忽得"柳暗花明"。重庆图书馆所藏显是装订错误，则网上所售上册或不至有同样错误。于是立即联系卖家，幸得时在上海经营古旧图书的杨武松先生支持，将上册照片发来，始成完璧！

呜呼！成办一事，何其难矣！非有陈辉先生为中医学术计之发心，非有周天寒先生提携后学之厚谊，非有薛竹女士执政利民之襄助，非有重庆图书馆诸君无私之协力，乃至无有杨武松先生成全之美意，则"涪陵古本"仍将沉沦暗室，缺憾难补。笔者所以不厌其烦，详叙访求之始末，旨在希冀学者珍重中医之学术，由是而深研细摩，以添济民之辅翼也。又或谓此书为"伪本"者，吾意只要理通而术真，余所不论也。子曰："人不知而不愠，不亦君子乎？"君子之誉，非吾所求也；众毁加身，吾所不辞也；心安不愠，吾所当行也。

李群堂
乙未年仲秋序于嘉陵江畔湛庐

目 录

【校勘】

[1] 辨：《翼方》本、邓珍本篇名之首皆无"辨"字，不再
一一出注。

[2] 藏府：邓珍本作"脏腑"，略少古意，本篇正文皆同
此，不再出注。但除"脏腑经络先后"篇外，邓珍本余处则皆

各作"藏"、"府"，则此篇出处与他篇不一。"藏"与"脏"、"府"与"腑"本可通假，本书为保存涪陵本原貌，一律不改为今字。

[3] 病脉症：邓珍本目录中无此三字。

[4] 篇第一：《翼方》本、邓珍本各篇篇名均无"篇"字，序号亦各不相同，不再出注。

[5] 脉症：《翼方》本各篇篇名无此二字，"阳明病"、"少阳病"、"太阴病"、"少阴病"、"厥阴病"、"发汗吐下后病"、"霍乱病"等篇作"状"字，如"阳明病状"。以下不再出注。

[6] 脉症：邓珍本目录中对应篇名无此二字。下同，不再出注。

[7] 脚气：邓珍本无，正文中篇名同此，不再出注。

[8] 狐疝：邓珍本其上有"阴"字，方名目录及正文中篇名同此，不再出注。

[9] 并治：涪陵本目录及正文中篇名原本均作"方治"，但因正文中"辨果实菜谷禁忌"篇作"并治"，与邓珍本正文中篇名同，故此处及正文中篇名均径改为"并治"。邓珍本目录中篇名无此二字，正文中篇名作"并治"，不再出注。

[10] 并治：涪陵本原作"方治"，但正文中篇名作"并治"，故径改。邓珍本目录中篇名无此二字，正文中篇名有"并治"二字，不再出注。

原　序

　　余每览越人入虢之诊[1]，望齐侯之色，未尝不慨然叹其才秀也。怪当今居世之士，曾不留神医药，精究方术，上以疗君亲之疾，下以救贫贱之厄，中以保身长全，以养其生，但竞逐荣势，企踵权豪，孜孜汲汲，惟名利是务，崇饰其末，忽弃其本，华其外而悴其内。皮之不存，毛将安附焉？卒然遭邪风之气，婴非常之疾，患及祸至，而方震栗，降志屈节，钦望巫祝，告穷归天，束手受败，赍百年之寿命，持至贵之重器，委付凡医，恣其所措，咄嗟呜呼！厥身以[2]毙，神明消灭，变为异物，幽潜重泉，徒为啼泣。痛夫！举世昏迷，莫能觉悟，不惜其命，若是轻生，彼何荣势之云哉！而进不能爱人知人，退不能爱身知己，遇灾值祸，身居危[3]地，蒙蒙昧昧，蠢若游魂。哀乎！趋世之士，驰竞浮华，不固根本，忘躯徇[4]物，危若冰谷，至于是也。余宗族素多，向余二百，建安纪年以来，犹未十稔，其死亡者三分有二，伤寒者[5]十居其七。感往昔之沦丧，伤横夭之莫救，乃勤求古训，博采众方，撰用《素问》《九卷》《八十一难》《阴阳大论》《胎胪药录》并《平脉辨症[6]》，为《伤寒杂病论》，合十六卷。虽未能尽愈诸病，庶可以见病知源。若能寻余所集，思过半矣。夫天布五行，以运万类，人禀五常，以有五藏，经络府俞，阴阳会通，元[7]冥幽微，变化难极。自非才高识妙，岂能探其理致哉！上古有神农、黄帝、岐伯、伯高、雷公、少俞、少师、仲文，中世有长桑、扁鹊，汉有公乘阳庆及仓公，下此以往，未之闻也。观今之医，不念思求经旨，以演其所知，各承家技，终始顺旧，省疾问病，务在口给，相对斯须，便处汤药；按寸不及尺，按[8]手不及足，人迎趺阳，三部不参，动数发息，不满五十；短期未知决诊，九候曾无仿佛，明堂阙庭，尽不见察，所谓窥管而已。夫欲视死别生，实为难矣！孔子云：生而知之者上，学则亚之，多闻博识，知之次也。余宿尚方术，请事斯语。

汉长沙太守南阳张机仲景撰[9]

【校勘】

[1]《翼方》本、邓珍本均未载此序，通行宋本此序题名"伤寒卒病论集"，文前有"论曰"二字。本篇序文以宋本为校本。

[2] 以 宋本作"已"。

[3] 危 宋本作"厄"。

[4] 狥 宋本作"徇"。

[5] 者 宋本无"者"字。

[6] 症 宋本作"证"。

[7] 元 宋本作"玄"。

[8] 按 宋本作"握"。

[9] 宋本此十二字。

校注说明

一、今所谓"涪陵古本《伤寒杂病论》"者，现藏重庆图书馆，或为孤本（网上有售上册影印件）。原件封面作"古本伤寒杂病论"，内页题作"古本仲景伤寒杂病论"。本书即以其为底本，并简称为"涪陵本"。

二、本书为"伤寒""杂病"之全，故凡"伤寒"部分，以孙思邈《千金翼方》（2015 年学苑出版社《影印孙思邈〈伤寒论〉校注考证》）为主校本，本书简称之为"《翼方》本"。所以不随俗称其为"唐本"者，以《备急千金要方》亦收录《伤寒论》残卷，恐混淆也。又，本书不以宋本《伤寒论》为校本，原因有二：一者，宋本广泛通行，读者熟悉且易于比对；二者，涪陵本体例类《金匮玉函经》，然校本亦不取《玉函经》，以"《翼方》本"传承更为清晰可靠。

三、凡"杂病"部分，以钱超尘先生校勘之元邓珍《新编金匮方论》（2015 年学苑出版社《校勘元本影印明本〈金匮要略〉集》）为主校本，本书简称之为"邓珍本"。细勘各本异同，"涪陵本"与"俞桥本"更为近似，但本书仍取"邓珍本"为校本，以其更为珍希难见，

四、"原序"在孙思邈《千金翼方》及元邓珍《新编金匮方论》均不载，故以宋本《伤寒论》（2015 年学苑出版社《宋本〈伤寒论〉文献史论》）为校本。个别"《翼方》本"及"邓珍本"未载之条文，以通行本《脉经》校之。

五、古籍校注概应使用繁体字，以便于反映版本原貌，且可避免部分简化字造成的歧义。但为保持本套系列书籍体例一致，本书循例使用简体字，望读者谅之。

六、为尽量保持原版原貌，凡通假字一律不改为现今常用字，如"内诸药"之"内"字，与"纳"通假，不改为"纳"，以无人不知也。又，"藏"与"脏"、"府"与"腑"亦属通假，本书一律不循现今通例改之，以"藏"、"府"二字更存古意，且更切医理，非形质之"脏"、"腑"所能概也。但异体字（俗字）则改为现今常用字，如"刦"改为"劫"、"踡"改为"蜷"等，不一一出注说明。非经文部分的"交"、"较"亦改为"校"字，此属例外。

七、因原版为竖排，煎服法中所谓"右"，现改为横排则为"上"，但亦不改为"上"字，以读者皆能理解，不必多此一举。今之出版物多改"右"为"上"，徒劳后之校勘者又须改回，或作说明，岂不费事！

八、书中多有用"相搏"二字者，"搏"乃是"抟（搏）"之误刻，钱超尘先生于此有专题考证，为是，本应从之。但为保持原貌计，一仍其旧，以免致人误以为此版甚优，可为依凭。

九、乌鰂，即"乌贼"，《翼方》本、邓珍本未有用此药者，本书为保存"涪陵本"原貌，不改为通常写法。

十、"涪陵本"之条文次序与各校本多有不一，甚者所处篇卷亦各不同，一般不出注说明，只校其文字异同。

十一、原版仅有简单句读，且个别地方句读明显有误。为便利当今读者，根据通行本例，参以己意，勉为标点。其自序原无分节，今亦分之。

十二、凡校本有载而"涪陵本"阙之条文，一般不出注说明。

十三、原版中有少量明确是刻写之误者，如"灸"讹为"炙"，"白"讹为"百"，"匕"讹为"七"，"人"讹为"入"等，一律径改，并出注说明。虽有改经之嫌，但为方便读者，不辞其咎也。

李群堂

2015 年 9 月

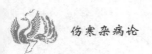

伤寒杂病论

传印者题要

　　仲景医论，方书之祖，济世活人，独有千古，传至宋元，真本莫睹，伤寒金匮，改题何苦，变乱篇章，残缺莫补。幸得此本，古洞埋藏，有明发现，虽美弗彰，借钞诵悉，本出晋唐，叔和思邈，较述周详，书名仍旧，无事更张，既广其论，尤多其方。较诸成注，提纲不同，比之林本，无此宏通，谁隐其密，谁启其封，殆有天意，存乎其中，历年数百，反始归宗，一传此论，振聩发聋，能医书伪，能医医庸，以之医病，立奏肤功，昌明医学，一道同风。

古本《伤寒杂病论》序

　　慨自轩岐学晦，汤液经亡，长桑扁鹊，世不尝有，越人和缓，仅于春秋时一见即隐，后此未之闻焉。洎乎汉末，有医中圣人张仲景出，继往开来，作《伤寒杂病论》，为万世方书之祖，传十有七代，注疏不下百家，论中承伪踵误，有大相龃龉者，竟无人晰其疑而正其谬，抑又何哉？

　　尝考仲景名机，南阳郡涅阳人也，汉灵帝时举孝廉，官至长沙太守，尝学医于同郡张伯祖，尽得其传。《论》成，华佗[1]读而善之曰："此真活人书也！"故仲景黄素、元化绿帙，并有名称。传至于宋，改题曰《金匮玉函》。时以卷多文繁，而有删本二：一就原书合为三卷，题曰《金匮玉函要略方》；一就原书存脉法、六经、治法、诸可不可等篇十卷，题曰《伤寒论》，削去"杂病"二字，即今本《伤寒论》也。宋林亿又于三卷中去上卷，而分中下二卷为三卷，改题曰《金匮方论》，即今本《金匮要略》也。吁！一再改题，任意分合，论之真本亡矣。

　　今幸涪陵庠内张齐五氏，钞存"仲景医论总纲"一卷，"杂病论"九卷，其余"伤寒"六卷，除与他本从同外，钞粘陈修园《伤寒浅注》。年湮代远，粘条尽遗，而真本又不全也。然即以所存十卷与宋元后本较，亦迥不相侔。叩所自来，曰：得之前清咸同间由垫江来涪之袁医士，医士得自明代垫邑某洞土中石柜所藏也。一时，传钞者奉若神秘，不肯轻易示人，或遵行惟谨，恃为独得之奇，故世鲜知之，亦少见之。民国癸亥，借钞展玩，深以只得半部《杂病》、失去《伤寒》为恨。及访诸袁医士之徒陈某后裔家藏本，始钞其全。夕考朝稽，百读不厌，方知此本为晋太医令王叔和所校[2]，唐隐士孙思邈所述，洵唐晋以前真本也。至于篇章次第，首列藏府经络，为伤寒杂病纲领；其论伤寒也，不类症，不类方，惟类以法；及论杂病也，既多其症，且多其方。他本误一症为二方者，而此本只有一方；他本误数症为一方者，而此本确系数方；他本谓为有错简者，而此本较为精确；他本谓为残缺而脱落者，此本较为明备而周详，岂非千数百年来未传之真本哉。

夫丰城之剑，岂能长埋，孔壁之书，终显于世。然则此本之传也，殆如张茂先云"神物终当有合"，但须待时而显耳。今其时乎？天下事合久必分者，亦分久必合，此古今之通论也。不意活人方书，自汉末迄今，亦有合分之感[3]焉。其合也，机杼一家，藉阐阴阳之秘；及其分也，门户各别，遂开倾轧之风。一合一分，关系至重。吾不解名医代出，竟听改《杂病》为《金匮》，而卒无废《金匮》为《杂病》，用复书名之旧，良可叹矣！孔子曰："名不正则言不顺"，若为斯论慨言之也。明赵开美据成本合刻《伤寒》《金匮》，名曰《仲景全书》，后世遵之以为本论原文，然究不如仲景自著之书、自署之名、自分之卷、自序之曰："为《伤寒杂病论》十六卷"，是诚难得而可贵也。

噫嘻！《玉函》之要，不无讹传，石柜之藏，殆有天幸。设余得此本，仍效江南诸师秘"仲景要方"不传，吾恐淹没仲景之真论也，其患小，医遵伪本以误人性命也，其患更大而滋深矣。乃亟取成注《伤寒》，林撰《金匮》，及宋元诸家注疏，与叔和、思邈校述之本，逐条逐字，一再审核，拟得"古今本凡例十则"，"症方相差表"及"真伪辨正表"各一道，附诸序后，俾学者览之，知此论作自圣人，而校者述者皆晋唐贤明，辨其谬讹，正其变乱，究其奥妙精微，庶几轩岐之学，晦而复明，汤液之经，亡而复得，依法诊病，审症立方，世无夭札之虞，民登仁寿之域。此固作者之苦心，抑亦校者、述者及余所亟欲传印之深意也欤。

民国甲戌七月既望
古汉平刘镕经序于雨春楼江天一览轩
时年七十有三

【校勘】
[1] 佗：涪陵本讹为"陀"，据宋本径改。
[2] 校：涪陵本原作"较"，径改。下同，不再出注。
[3] 感：通"憾"。

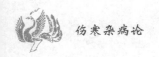

辨正凡例十则

一　仲景《伤寒杂病论》，原一书也，传至宋时，改题曰《伤寒论》，曰《金匮要略》，此书遂分而为二，注疏家往往详《伤寒》而略《金匮》，读仲景论者亦然。岂真读一部《伤寒》即可废诸书不读，而遂能通治百病耶？此皆一书二名之误也。此本原一书一名，俾学者一读而尽全书，斯道其庶几乎？

一　世谓仲景医论自晋王叔和编次后，已非仲景原文，此大误也。盖叔和编次一语，出晋皇甫谧《甲乙经》序，本谓仲景自有原书，叔和编次仲景以为《脉经》，非谓仲景无成书，由叔和始著录也。奈后世无识者流，将《脉经》混入仲景论中，致使叔和蒙编次之咎，不亦冤乎？此本为叔和所校，固无"平脉"、"辨脉"、"伤寒例"、"可"、"不可"等篇。叔和去古未远，岂未得真本而遂校正耶？

一　孙思邈为仲景后第一名医，著《千金方》传世，采取仲景杂病方论极多，及著《千金翼方》，钞录伤寒方论十之八九。此本为思邈所述，则仲景原文思邈必见之，早知之稔矣。欲读仲景论者，当以思邈述本为归。

一　"痉湿暍病"宋元后本多列在《伤寒》以后、

《金匮》以前，此本于《伤寒》以前列之，与"千金翼"本同。然"千金翼"本有症无方，且症亦不全，此本有症有方，较"翼本"尤古矣。

一 "痉湿暍病"是伤寒之中兼杂病者，"五藏风寒"是杂病之中兼伤寒者，互相辨论，其理愈明，合伤寒、杂病为一书，是仲景立论宗旨。

一 "霍乱"为杂病最险之症，今本皆列在"阴易"以前，此本列在"阴易"以后者，盖伤寒论毕，杂病当从霍乱始也。

一 北宋林亿撰《金匮要略》论仲景治杂病，将《肘后》《外台》《千金》等书所述之仲景方列为附方，而此本悉入正文，且论症处方亦较详明。盖仲景汉末人，不能引晋唐以后方也。

一 注《伤寒论》始于南宋成无己，无己改太阳、阳明提纲及治太阳病七法，为上中下三篇，变乱旧次，已失本来面目矣。自宋迄今，凡注伤寒者，无不依据成本，成本一误，致[1]诸家皆误。岂关人性命之书，竟听其一误再误而不思辨正乎？得此本读之，以治伤寒而伤寒治，以治杂病而杂病治，以治伤寒而兼杂病、杂病而兼伤寒者，亦无不治也。此本一传，自当先睹为快。

一 仲景治太阳病分七法，始"桂枝"，终"杂疗"。孙思邈谓仲师见"太阳病篇"病机错杂，为之设法关防，合成一篇，名曰"杂疗法"，欲使治太阳病者毫无遗义焉。斯耳，故论治杂病亦有杂疗方，论妇科又有杂病篇，悉是此意。如谓仲景论病，详太阳而略诸经，岂诸经之病少于太阳耶？而不知古人立法，重在反隅，太阳治法既明，准此类推，何患百病之不治哉？是在善读古本《伤寒杂病论》者。

一 《医宗金鉴》据明赵开美所得无己注本撰次成书，于《伤寒》《金匮》增有"存疑"、"正误"两篇，使学者勿为伪本所惑，固矣！然以此本校之，疑者间可释其疑，而"正误篇"中竟有适中其误者，讵学识才智之不及欤？抑亦论之真本亡，无所依据，徒拘拘于文意不相连属，竟以意断之也。甚矣！医书之贵得真本也。

【校勘】

[1] 致：涪陵本原作"皆"，据前后文义，当作"致"，径改。

古今本症方比较相差表

（古本断自晋唐以前，今本断自宋元以后）

篇名	古本症论	古本方	今本症论	今本方	比较相差
藏府经络	一六	一	一七	一	古本差"救里救表"一条，因太阳杂疗法重出，余同。
痉湿暍病	二七	一一	二七	一一	症论方同。
太阳篇	一八〇	八	一八一	七〇	古本症差一条，今本差七方。
阳明篇	七七	一八	八〇	一〇	古本症差三条，今本差一方。
少阳篇	九	一	一〇	一	古本症差一条，方同。
太阴篇	八	二	八	二	症论方同。
少阴篇	四五	一八	四五	一四	症论同，今本差四方。
厥阴篇	五六	一六	五五	六	今本症差一条，方差十。
阴易病已后劳复篇	七	六	七	四	症论同，今本差二方。
霍乱病	一一	六	一一	三	症论同，今本差三方。
百合狐惑阴阳毒病	一四	一五	一三	一三	今本症差一条，方差二。
疟病	七	六	五	六	今本症差二条，方同。
中风历节脚气	一八	一二	九	一二	今本症论差九条，方同。
血痹虚劳	二二	一一	一八	一〇	今本症论差四条，方差一。
肺痿肺痈咳嗽上气	二六	一七	一三	一六	今本症论差十三，方差一。
奔豚气	五	三	五	三	症论方同。
胸痹心痛短气	一〇	九	九	一〇	今本症差一条，方多一。
胸满寒疝宿食	二九	一三	二六	一四	今本症差三条，方多一。

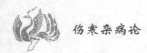

伤寒杂病论

续表

篇名	古本症论	古本方	今本症论	今本方	比较相差
五藏风寒积聚	二四	三	二一	三	今本症差三条，方同。
痰饮咳嗽	四一	一八	三七	一八	今本症差四条，方同。
消渴小便不利淋病	一四	六	一三	六	今本症差一条，方同。
水气病	三八	一一	四一	一〇	古本症差三条，方多一；首节古作一条，今作六条。
黄疸病	二五	七	二五	七	症论方同。
惊悸吐衄下血胸满瘀血	三一	一〇	一六	五	今本症差十五条，方差五。
呕吐下利	五八	二六	四八	二四	今本症差十条，方差二。
疮痈肠痈浸淫疮病	八	六	六	六	今本症差二条，方同。
趺蹶[1]手指臂肿转筋狐疝蛔虫	七	五	七	五	症论方同。
妇人妊娠	二二	一六	一〇	九	今本症差十二条，方差七。
妇人产后	三一	三〇	一〇	八	今本症差二十条，方差二十二。
妇人杂病	六九	四五	二二	一三	今本症差四十七条，方差三十二。
小儿病	八	八	一	一	今本症差一，方差一；古本另立篇名。
杂疗方	一五	二一	一五	二一	症论方同。
禽兽鱼虫禁忌	一〇二	二一	一〇二	二一	同前。

14

续表

篇名	古本症论	古本方	今本症论	今本方	比较相差
果实菜谷禁忌	八八	一一	八八	一一	同前。
合计	一一五〇	四七八	一〇〇二	三七七	今本差古本症论一四九,方一零一。
说明					一 世称《伤寒论》为三百九十七法,一百一十三方,数固弗合,不甚相远,然只半部耳。此表合全论记之,故相差如是,亦学者所当注意焉。 一 古今本症论药方,其中条文之分合是否适当,未敢稍参意见。然所列之方,系据原本方名目录计之,间有不免重复者,俟暇日再校,以昭核实焉可也。[2] 一 凡书数目字,多钞写刻印,最易错误。阅者谅之,并希便中改正为荷。[3]

【校勘】

[1] 涪陵本"跌躐"皆误写为"跌躐",径改不注。

[2] 关于症论条文之分合,各种版本之间颇多分歧,难以一一计数比对。本书在具体条文下均有详细校勘,读者可自行分辨。此处数目一仍其旧,不作核实。药方虽便于记数,然所谓"今本",亦不能统一,故比较差数仍不能行。

[3] 因条文、药方数不便统计,此表对各数目未予核校。

古今本真伪辨正表

篇名	古本之真	今本之伪	辨正
藏府经络	此篇系伤寒杂病全部纲领，应当列为第一。[1]	今本列在伤寒以后，杂病以前，已失全部纲领。	即此可见《论》之前后凌乱甚矣。
	檗饪之邪从口入者，宿食也。 檗音撒，散也，是食之不熟者；饪音荏，是食之过熟者。不熟、过熟之物，食之故有宿食也。	檗饪之邪从口入者，宿食也。 诸家遵《医宗金鉴》"正误"，谓字典无檗字，是檗字之误，音倾，侧水也。檗饪者，饮食之邪也。	只言宿食未言宿饮，"正误"亦误，淘千余年未传之真本也。
痉湿暍病	暴脉长大者为欲解。 本篇有"痉病，脉沉细为难治"之条，即可证明"腹胀"是"脉长"二字之误。	暴腹胀大者为欲解。 痉病是外因，腹胀是内因，腹既胀大，何以知其为欲解也？	"腹胀"是"脉长"之误。唐宋后注疏诸家竟无辨正者。
太阳篇	太阳之为病，头项强痛而恶寒。 太阳病，其脉浮。 脉浮非太阳提纲。	太阳之为病，脉浮，头项强痛而恶寒。 成无己将"脉浮"二字列在头项强痛前（上）为一条，作提纲。	仲景论伤寒，专原其本始，六经提纲皆不言脉。"脉浮"当另是一条。
	太阳病分七法治之：桂枝汤法，麻黄汤法，青龙汤法，柴胡汤法，承气汤法，陷胸汤法，杂病法。	成无己将太阳病治法分为上中下三篇，无所取义。	无己变乱旧次，后世竟遵之而不疑者，何哉？
阳明篇	阳明之为病，胃中寒也。 古本提纲如是。是阳明之初病也。	阳明之为病，胃家实是也。 以"胃家实"作提纲，是无己所改。	阳明有三。"正阳阳明，胃家实是也"，不能作阳明提纲。
	寒实结胸，无热症者，三物小白散主之。	寒实结胸，无热症者，三物小陷胸汤主之，白散亦可服。	小陷胸汤有黄连，不能治寒实结胸。
	三阳合病，腹满身重，难以转侧，口不仁，言语不经，而面垢，遗尿，发汗则谵语。	三阳合病，腹满身重，难以转侧，口不仁，而面垢，谵语，遗尿，发汗谵语。	言语不经，病较谵语稍轻，若曰"谵语遗尿"，何以解于"发汗则谵语"，俗本作"言语向经"，误甚。

16

续表

篇名	古本之真	今本之伪	辨正
阴阳毒	阳毒病，其人身轻、腰背痛、烦闷不安、狂言等症，脉浮大数者，升麻汤主之。	今本亡。	阳毒只两症两方，今遗此条，即非全文。
	阴毒病，其人身重、背强、腹中绞痛等症，甘草细辛汤主之。	今本亡。	阴毒只两症两方，今遗此条，亦非全文。
疟病	疟病解，数日复发，此非疟母，以日久极虚故也，鳖甲理中丸调之。	今本亡。	论症处方，非医中圣人不能道其只字。
	疟多寒者，名曰牝疟，蜀漆散主之，牝蛎汤亦主之。	今本以牝蛎汤治牝疟，附为《外台秘要》方。	《论》为方书之祖，何能引为《外台》方？
中风历节脚气	中风，手足拘急，百节疼痛等症，独活细辛三黄汤主之。	今本载为《千金》三黄汤治中风，手足拘急等症。	变易方名，称为《千金》方，谬矣。
	中风痱，身体不能自收持等症，续命汤主之。	今本载为《古今录验》续命汤治风痱等症。	仲景著书，何能引《古今录验》方？
	头风，大附子散摩之；若剧者，头眩重苦极，不知食味，此属风虚，暖肌补中益精气，术附汤主之。	今本只载"头风摩散方"五字，术附汤所治之症，又列在《近效方》。	仲景不能引用《近效方》。
	病如伤寒，先发热恶寒，肢疼痛，独足肿大者，此非历节，名曰脚气症等一条	今本亡。	古本分别历节、脚气甚详，此条决不可少。
	病脚气，疼痛不可屈伸者，乌头汤主之；服汤已，其气冲心，复与矾石汤浸之。	今本谓乌头汤治脚气疼痛不可屈伸，矾石汤治脚气冲[2]心。	今本分一条为两条，大失治脚气病本旨。

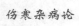

篇名	古本之真	今本之伪	辨正
血痹虚劳	夫失精家，少腹弦急，阴头寒，目眩发落，脉极虚芤迟，为清谷、亡血、失精，桂枝龙骨牡蛎汤主之；脉得芤动微紧，男子失精，女子梦交，天雄散主之；若虚弱，发热汗出，不眠，加减龙骨牡蛎汤主之。	夫失精家，少腹弦急，阴头寒，目眩发落，脉极虚芤迟，为清谷、亡血、失精。脉得芤动微紧，男子失精，女子梦交。桂枝龙骨牡蛎汤主之。	古本三症三方，今则混为一症二方，误甚，《医宗金鉴·正误》仍误。
	虚劳不足，心中痛，食即气咽，喜亡等症，龙骨鳖甲茯苓丸主之。	今本亡。	论症既详，治方尤为精妙。
	虚劳不足，如大风状等症，麻黄细辛附子续命汤主之。	今本亡。	此虚劳之行尸症，不可不知。
肺痿肺痈咳嗽上气	振寒发热（一）；寸口脉数（二）；寸口脉不出（三）；肺痿，其人欲咳不咳（四）；肺痿咳唾（五）；咳而口中有津液（六）此六条古本有。	今本亡。	辨肺痿、肺痈甚详，此六条决不可少，今本亡之，其残缺甚矣。
	炙甘草汤、甘草汤、生姜甘草汤、桂枝去芍药加皂夹汤、桔梗白散、葶苈汤等汤、症、方皆入正论。	今本以炙甘草汤、桔梗白散症方列为《外台》，其余症方皆列为《千金》。	《外台》《千金》，唐代医书，仲景何能引用？明系《外台》《千金》引用仲景。
五藏风寒积聚	五藏各有中风、中寒，古本记载靡遗，洵是《伤寒杂病论》原文	今本脾藏只载中风，肾藏中风、中寒俱不载，其错落可知矣。	此本在北宋林亿撰《金匮要略》时已不可考也。
	病有积、有聚、有槃气，古本槃字音谷，非水气病。	今本遵《医宗金鉴》正误篇，谓《康熙字典》无槃字，槃字是槃字之误，音倾，侧水也，定为水气病。	《论》著自东汉，槃字必是字典收落。

续表

篇名	古本之真	今本之伪	辨正
痰饮咳嗽水气病	胸中有停痰宿水，自吐出，心胸间虚，气满不能食，茯苓汤主之。	今本谓《外台》茯苓饮治心胃中有停痰宿水等症。	本论症方引为《外台》，非是。
	咳而时发热，脉卒弦者，此为胃中寒实所致也，当吐之。	今本亡。	治咳用吐法，是仲景立法之善。
	病人一臂不遂，时复转移，着在一臂，饮在上焦等症。	今本亡。	此系痰饮与风症相混。不可不知。
	水之为病，脉沉者，宜麻黄附子汤，浮者宜杏子汤。	今本只载麻黄附子汤，遗杏子汤一方。	或谓杏子汤为麻杏甘石汤，非是。
	里水者，一身面目黄肿，其脉沉，小便不利等症，越脾加术汤主之。	今本亡。	此为水气病要症要方，何可亡之？
惊悸吐衄下血胸满瘀血	问曰：病衄，连日不止，其脉何类？师曰：尺脉浮，目睛晕黄，衄未止，晕黄去，目睛慧了，知衄今止。	今本无"问曰：病衄，连日不止，其脉何类？"三句。	古本有问有答，文义乃全，较今本详明多矣。
	衄血不止者，阿胶散主之。	今本亡。	是止衄血不可少方。
	先便后血，黄土白术汤主之，吴萸桃花石汤[3]亦主之。	今本只载黄土白术汤，少吴萸桃花石汤[4]一方。	吴萸桃花石汤为治远血必要方。
	先血后便，赤小豆当归散主之，续断当归散亦主之。	今本只载赤小豆当归散，少续断当归散一方。	续断当归散为治近血必要方。
	心气有余，吐血衄血，泻心汤主之；设属亡血家，生地黄煎主之。	今本无"设属亡血家，生地黄煎主之"二句。	生地黄煎为亡血家正对方。
	吐之后，烦躁闷者，当急吐之，三物瓜蒂散主之。	今本亡。	吐后烦躁欲吐，仍用吐法救之。

篇名	古本之真	今本之伪	辨正
呕吐哕下利	呕而心下痞鞕者，大半夏汤主之。	今本亡。	论症的，处方妙，乌可失之？
	胃反不能食，食入而吐者，大半夏汤主之；食已即吐者，大黄甘草汤主之。	胃反呕吐者，大半夏汤主之。食已即吐者，大黄甘草汤主之。	古本是一条，有"食入而吐"、"食已即吐"之别，今本列为两条，混甚。呕吐非食入而吐也。
	干呕，哕者，橘皮生姜汤主之；若手足厥者，橘皮桂枝干姜汤主之。	干呕，哕，若手足厥者，橘皮汤主之。	病变药变，原是两方，今本混为一症一方，误甚。
	哕逆者，橘皮竹茹汤主之；设不差者，宜半夏竹茹汤，橘皮桂枝干姜汤亦可服。	哕逆者，橘皮竹茹汤主之。今本只此一方。	"不差"后两方，今本俱亡脱，误太多。
	下利，胸刺痛，当治其肺，紫参汤主之。	下利肺痛，紫参汤主之。	今本只言"下利肺痛"，病情已非。
	气利，诃黎勒散主之；若日久不差，宜长服诃黎勒丸。	气利，诃黎勒散主之。今本只此一方。	初病用散，日久不差，宜用丸。
疮痈肠痈浸淫疮	脉浮而数，身体无热，其形嘿嘿，胸中微燥，不知痛之所在，当发痈肿。	今本亡。	此论疮痈之要，学者宜知之。
	脉滑而数，数则为热，滑则为实等症，排脓汤主之，排脓散亦主之。	今本只载两方名，而亡其症。	此则有症有方，洵真本矣。
妇人妊娠	妇人妊娠，宜常服当归散。妊娠常服，易产，胎无疾苦。产后百病悉主之。	妇人妊娠，宜常服当归散主之。今本只此二句。	不读古本，何以知此方能治产后百病。
	妊娠，法当养胎。或苦痛，或心下毒痛，或心烦吐痛，不能饮食，或呕，或渴，白术散主之。	妊娠养胎，白[5]术散主之。今本只此二句。	今本论症未详，不能尽此方症之妙。

篇名	古本之真	今本之伪	辨正
妇人产后	产后恶露不尽有六症，治法亦有六方；产后下利有六症，治法亦有六方。	恶露不尽六条，今本皆亡。产后下利，只载"下利极虚"一条，余症皆无。	恶露不尽为产后常有之症，下利为产后最险之症，曷可亡之？
妇人杂病	妇人胸满，心下坚，咽中帖帖如有炙脔，半夏厚朴汤主之。	妇人咽中有如炙脔，半夏厚朴汤主之。	今本少"胸满，心下坚"两句，论症不详。
	妇人陷经，漏下黑不解，胶姜汤主之。	林亿谓"诸本皆无此方，想是前妊娠中胶艾汤"，谬甚。	胶姜汤宋时失考，而此本独存。
小儿病	小儿病症论八条，方八首。	症论只一条，方只一首。	古本另立一篇，今本亡，症方亦脱落太甚。
注意	一 仲景《伤寒杂病论》，原书名也，称为"古本"，即真本；《伤寒论》《金匮要略》，宋元以后书名也，称为"今本"，即伪本。表中真伪之分以此。 一 伤寒六经治法，古今本不甚相差，惟宋王洙[6]得"杂病方"三卷于蠹简中，名曰《金匮玉函要略方》，明示人"杂病"之有残缺也。兹得仲景"杂病"原文，合《伤寒》列表辨正之，其谬伪处，一目了然。 一 杂病自"霍乱"以下，终于"饮食禁忌"，其中有症无方，或无方有症，或有症有方而错误太甚者，难以枚举，得此表览之，而错误悉正。 一 语云"宁医十男子，勿医一女人"，盖言治妇病之难也。本论于妇病三篇，反复辩驳，不遗余力，其处方之妙，尤出人意表。故方中用鹿茸有五，皆为宋元后本所未载。世谓仲景治病不用鹿茸，犹未入仲景之门也。		

【校勘】

[1] 冲：涪陵本讹为"却"，径改。

[2] 吴萸桃花石汤：涪陵本原作"吴茱萸桃花石汤"，据正文改。

[3] 吴萸桃花石汤：涪陵本原作"吴茱萸桃花汤"，据正文改。

[4] 白：涪陵本讹为"百"，径改。

[5] 洙：涪陵本讹为"沫"，径改。

方名目录

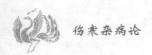

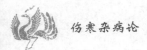

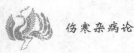

伤寒杂症论卷十四

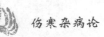

伤寒杂症论卷十五

伤寒杂症论卷十六

【校勘】

[1] 越脾：《翼方》本、邓珍本均作"越婢"，下同，不再出注。

[2] 禹余粮丸：涪陵本脱，据正文增补。

[3] 粳：涪陵本原作"秔"，"秔"与"粳"通，但涪陵本正文中亦有写作"粳"者，今一律改为"粳"，不再一一出注。

[4] 苓：涪陵本讹为"茯"，径改。

[5] 白虎加人参汤：涪陵本脱，据正文增补。

[6] 大半夏汤：涪陵本脱，据正文增补。

[7] 大承气汤：涪陵本脱，据正文增补。

[8] 病：涪陵本原脱，据前后体例增。

[9] 牙：涪陵本讹为"芽"，径改。

[10] 乌鲗：即"乌贼"，《翼方》本、邓珍本未有用此药者，本书保存涪陵本原貌，不改为通常写法。

[11] 蘁：涪陵本正文中作"蘁"，不是孰是孰非，各保留原貌待考。

伤寒杂病论卷一

辨藏府经络先后病脉症篇第一[1]

夫人禀五常，因风气而生长。风气虽能生万物，亦能害万物，如水能浮舟，亦能覆舟。若五藏元真通畅，人即安和。客气邪风，中人多死。千般疢难，不越三条：一者，经络受邪，入藏府，为内所因也；二者，四肢九窍，血脉相传，壅塞不通，为外皮肤所中也；三者，房室、金刃、虫兽所伤。以此详之，病由都尽。若人能慎养[2]，不令邪气干忤经络，适中经络，未流传藏府，即医治之；四肢才觉重滞，即导引、吐纳、针灸、膏摩，勿令九窍闭塞；更能勿犯王法、禽兽灾伤，房室勿令竭乏，服食节其冷热苦酸辛甘，不遗形体有衰，病则无由入其腠理。腠者，是三焦通会元真之处，为血气所注；理者，是皮肤藏府之文理也。

问曰：上工治未病，何也？师曰：夫治未病者，见肝之病，知肝传脾，当先实脾。四季脾王不受邪，即勿补之。中工不晓相传，见肝之病，不解实脾，惟治肝也。夫肝之病，补用酸，助用焦苦，益用甘味之药调之。酸入肝，焦苦入心，甘入脾。脾能伤肾，肾气微弱则水不行，水不行则心火气盛，心火气盛[3]则伤肺，肺被伤则金气不行，金气不行则肝气盛。故实脾[4]则肝自愈，此治肝补脾之要妙也。肝虚则用此法，实则不在用之。《经》曰："虚虚实实，补不足，损有余"[5]，是其义也。余藏准此。

问曰：病人有气色见于面部，愿闻其说。师曰：鼻头色青，腹中痛，苦冷者死；鼻头色微黑者，有水气；色黄者，胸上有寒；色白者，亡血也；设微赤非时者，死；其目正圆者，痉，不治。又色青为痛，色黑为劳，色赤为风，色黄者，便难，色鲜明者，有留饮。

师曰：病人语声寂寂然[6]喜惊呼者，骨节间病；语声喑喑然不彻者，心膈间病；语声啾啾然细而长，腹[7]中病。

师曰：息摇肩者，心中坚；息引胸中上气者，咳；息张口短气者，肺痿吐[8]沫。

师曰：吸而微数，其病在中焦，实也，当下之则愈，虚者不治。在上焦者，其吸促；在下焦者，其吸远，此皆难治。呼吸动摇振振者，不治。

师曰：寸口脉动者，因其王时而动。假令肝王色青，四时各随其色。肝色青而反色白，非其时色脉，皆当病。

问曰：有未至而至，有至而不至，有至而不去，有至而太过，何谓也？师曰：冬至之后，甲子夜半少阳起，少阳[9]之时阳始生，天得温和。以未得甲子，天因温和，此为未至而至也；以得甲子而天未温和，为至而不至也；以得甲子而天大寒不解，此为至而不去也；以得甲子而天温和如盛夏五六月时，此为至而太过也。

师曰：病人脉浮者在前，其病在表；浮者在后，其病在里，腰痛背强不能行，必短气而极也。

问曰：《经》云"厥阳独行"，何谓也？师曰：此为有阳无阴，故称厥阳。

问曰：寸脉沉大而滑，沉则为实，滑则为气，实气相搏[10]，厥气[11]入藏即死，入府即愈，此为卒厥，何谓也：师曰：唇口青，身冷，为入藏，即死；如[12]身和汗自出，为入府，即愈。

问曰：脉脱，入藏即死，入府即愈，何谓也？师曰：非为一病，百病皆然。譬如浸淫疮，从口起流向四肢者，可治；从四肢流来入口者，不可治。病在外者可治，入里者即死。

问曰：阳病十八，何谓也？师曰：头痛，项、腰、脊、臂、脚掣痛。阴病十八，何谓也？师曰：咳、上气、喘、哕、咽、肠鸣、胀满、心痛、拘急。五藏病各有十八，合为九十病。人又有六微，微有十八病，合为一百八病。五劳、七伤、六极，妇人三十六病，不在其中。清邪居上，浊邪居下。大邪中表，小邪中里，蘗饪之邪，从口入者，宿食也。五邪中人，各有法度，风中于前，寒中于暮，湿伤于下，雾伤于上，风令脉浮，寒令脉急，雾伤皮腠，湿流关节，食伤脾胃，极寒伤经，极热伤络。

夫病痼疾[13]，加以卒病，当先治其卒病，后乃治其痼疾也。

师曰：五藏病各有所得者愈，五藏病各有所恶，各随其所不喜者为病。病者素不应食，而反暴思之，必发热也。

夫诸病在藏，欲攻之，当随其可^[14]得而攻之。如渴者，小便不利^[15]，与猪苓汤，余^[16]仿此。

【校勘】

[1] 辨藏府经络先后病脉症篇第一：邓珍本篇名作"脏腑经络先后病脉症第一"，其后有"论十三首 脉证二条"八字注文。邓珍本各篇题名下均有"论□首 脉证□条 方□首"之类的注文，不再出注。

[2] 慎养：邓珍本作"养慎"。

[3] 心火气盛：此四字邓珍本无。

[4] 故实脾：此三字邓珍本无。

[5] 补不足，损有余：《灵枢·九针十二原》："病各有所宜……，无实无虚。损不足而益有余，是谓甚病。"《难经·十二难》："阳绝补阴，阴绝补阳，是谓实实虚虚，损不足，益有余。"以此见之，当作"损不足，补有余"，方契经义。诸本皆作"补不足，损有余"者，是不知此处经文之义是"虚虚实实"之治法当戒，非寻常之正治法也。

[6] 寂寂然：邓珍本作"寂然"，依后文例，以涪陵本为是。

[7] 腹：邓珍本作"头"。

[8] 吐：邓珍本作"唾"。

[9] 少阳：邓珍本作"少阴"。

[10] 相搏：邓珍本作"相抟"。《翼方》本之"相搏"亦作"相抟"，钱超尘先生于此有专题考证，为是，本当从之，但为版本考查计，本书仍保持原貌。下同，不再出注。

[11] 厥气：邓珍本作"血气"。

[12] 如：邓珍本作"知"，以涪陵本义胜。

[13] 邓珍本句前有"问曰：病有急当救里、救表者，何谓

也？师曰：病，医下之，续得下利清谷不止，身体疼痛者，急当救里；后身体疼痛，清便自调者，急当救表也"五十二字。

［14］可：邓珍本作"所"。

［15］小便不利：此四字邓珍本无。

［16］余：邓珍本"余"下有"皆"字。

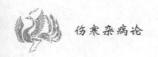

辨痉湿暍病脉症篇第二[1]

论曰，伤寒与痉病、湿病及热暍相滥，故叙而论之。[2]

病者身热足寒，颈项强急，恶寒，时头热面赤，目脉赤[3]，独头动摇，卒口噤，背反张者，痉病也。若发其汗者，寒湿相搏[4]，其表益虚，即恶寒甚。发其汗已，其脉如蛇；暴脉长[5]大者，为欲解；脉如故，反伏弦者，痉。

夫痉脉，按之紧如弦，直上下行。

太阳病，发热无汗，恶寒者[6]，名曰刚痉。

太阳病，发热汗出，不恶寒者[7]，名曰柔痉。

太阳病，发热，脉沉而细者，名曰痉，为难治。

太阳病，发汗太多，因致痉。

疮家虽身疼痛，不可发汗，汗出则痉。

痉病有灸疮，难治。

太阳病，其症备，身体强，几几然，脉反沉迟者，此为痉。栝蒌桂枝汤主之。

栝蒌桂枝汤方

栝蒌根二两　桂枝三两　芍药三两　甘草二两　生姜三两
大枣十二枚

合六味[8]，以水九升，煮取三升，分温三服，取微汗。汗不出，食顷，啜热粥发之。

太阳病，无汗而小便反少，气上冲胸，口噤不得语者[9]，欲作刚痉，葛根汤主之。

葛根汤方

葛根四两　麻黄三两，去节　桂枝二两[10]　芍药二两　甘草二

两，炙　生姜三两　大枣十二枚

合七味，㕮咀，以水七升[11]，先煮麻黄、葛根，减二升，去沫，内诸药，煮取三升，去滓，温服一升[12]，覆取微似汗，不须啜粥。余如桂枝汤法将息及禁忌。

痉为病，胸满口噤，卧不著席，脚挛急，必齘齿，可与大承气汤。

大承气汤方

大黄四两，酒洗　厚朴半升，炙　枳实五枚，炙　芒硝三合

合四味，以水一斗[13]，先煮二物，取五升，去滓，内大黄，煮取二升，去滓，内芒硝，更上火微一二沸[14]，分温再服，得下止服。

太阳病，关节疼痛而烦，脉沉而细者，此名中湿，亦名湿痹[15]。湿痹之候，小便不利，大便反快，但当利其小便。

湿家之为病，一身尽疼，发热，身色如熏黄也。

湿家，其人但头汗出，背强，欲得背覆向火。若下之早则哕，或胸满，小便不利，舌上如胎者，以丹田有热，胸上有寒，渴欲得水[16]而不能饮，则口燥烦也。

湿家下之，额上汗出，微喘，小便不利[17]者，死，若下利不止者，亦死。

问曰：风湿相搏，一身尽疼痛，法当汗出而解，值天阴雨不止，医云"此可发汗"，汗之，病犹[18]不愈者，何也？答曰[19]：发其汗，汗大出者，但风气去，湿气在，是故不愈也。若治风湿者，发其汗，但微微似欲汗出者，则风湿俱去也。

湿家，病身疼痛[20]，发热，面黄而喘，头痛，鼻塞而

烦，其脉大，自能饮食，腹中和无病，病在头中寒湿，故鼻塞，内药鼻中则愈。

湿家身烦疼，可与麻黄加术汤，发其汗为宜，慎不可以火攻之。

麻黄加术汤方

麻黄三两[21]　桂枝二两　甘草二两[22]，炙　杏仁七十粒[23]，去皮尖　白术四两

合五味，以水九升，先煮麻黄，减二升，去上沫，内诸药，煮取二升半，去滓，温服八合，覆取微似汗。

病者一身尽疼，发热，日晡所剧者，名风湿。此病伤于汗出当风，或久伤取冷所致也，可与麻黄杏仁薏苡甘草汤。

麻黄杏仁薏苡甘草汤方

麻黄半两[24]　甘草一两，炙　薏苡仁半两　杏仁十枚，去皮尖，炒

合四味，以水一盏[25]，煮八分，去滓，温服，有微汗，避风。

风湿，脉浮身重，汗出恶风者，防己黄芪汤主之。

防己黄芪汤方

防己一两　甘草半两，炙[26]　白术七钱半　黄芪一两一分，去芦

右剉[27]麻豆大，每服[28]五钱匕[29]，生姜四片，大枣一枚，水盏半，煎八分，去滓，温服，良久再服。附加减法：喘者加麻黄半两；胃中不和者加芍药三分；气上冲者加桂枝三分；下有陈寒者加细辛三分。服后当如虫行皮中，从腰下如冰，后坐被上，又以一被绕腰以下，温令微汗，差。

伤寒八九日，风湿相搏，身体疼痛[30]，不能转侧[31]，不呕不渴，脉浮虚而涩者，桂枝附子汤主。若其人[32]大便鞕[33]，小便自利者，桂枝附子[34]去桂加白术汤主之。

桂枝附子汤方

桂枝四两　生姜三两[35]　附子三枚[36]　甘草二两，炙　大枣十二枚[37]

合五味，以水六升，煮取二升，去滓，分温三服。

桂枝附子去桂加白术汤[38]方

白术二两　附子二枚半[39]　甘草一两，炙　生姜一两半　大枣六枚

合五味，以水三升，煮取一升，去滓，分温三服。一服觉身痹，半日许再服，三服都尽，其人如冒状，勿怪，即是术附并走皮中，逐水气，未得除故耳。

风湿相搏，骨节疼烦，掣痛不得屈伸，近之则痛剧，汗出气短[40]，小便不利，恶风不欲去衣，或身微肿者，甘草附子汤主之。

甘草附子汤方

甘草二两，炙　白术二两　附子二枚[41]　桂枝四两

合四味，以水六升，煮取三升，去滓，温服一升，日三服。初服得微汗则解，能食，汗出复烦者，服五合，恐一升多者，服六七合为妙。

太阳中暍，发热恶寒，身重而疼痛，其脉弦细芤迟，小便已，洒洒然毛耸，手足逆冷，小有劳，身即热，口开，前板齿燥[42]。若发其汗，则恶寒甚；加温针，则发热甚；数下之，则淋甚。

太阳中热者，暍是也，汗出恶寒，身热而渴，白虎加

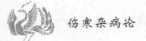

人参汤主之。

白虎人参汤方

知母六两　石膏一斤，碎　甘草二两　粳米六合　人参三两

合五味，以水一斗，煮米熟汤成，去滓，温服一升，日三服。

太阳中暍，身热疼重，而脉微弱，此以夏月伤冷水，水行皮中所致也，一物瓜蒂汤主之。

一物瓜蒂汤方

瓜蒂二十枚[43]

右剉，以水一升，煮取五合，去滓，顿服。

【校勘】

[1] 辨痓湿暍病脉症篇第二：邓珍本作"痓湿暍病脉证治第二"。邓珍本正文中之篇名皆无"辨"字，"脉症篇"多作"脉证治"或"脉证并治"。以下不再出注。

[2] 邓珍本无此条。

[3] 目脉赤：邓珍本作"目赤"。

[4] 相搏：邓珍本作"相得"。

[5] 脉长：邓珍本作"腹胀"。

[6] 恶寒者：邓珍本作"反恶寒者"。

[7] 不恶寒者：邓珍本作"而不恶寒"。

[8] 合…味：邓珍本、《翼方》本凡方后注之"右…味"，涪陵本皆作"合…味"。下同，不再出注。但涪陵本个别地方之"右…味"专有所指，并非体例不一。

[9] 者：邓珍本无。

[10] 二两：邓珍本"二两"下有"去皮"二字。邓珍本、《翼方》本桂枝用法多"去皮"，个别地方无"去皮"二字，以

下不再一一出注。

[11] 七升：邓珍本作"乙升"。

[12] 一升：邓珍本凡计量之"一"字多有作"乙"者，不再出注。

[13] 斗：涪陵本讹为"升"，径改。

[14] 沸：邓珍本作"弗"。

[15] 此名中湿，亦名湿痹：邓珍本作"此名湿痹"。

[16] 水：邓珍本作"饮"。

[17] 不利：邓珍本作"利一云不利"。

[18] 犹：邓珍本无。

[19] 答曰：邓珍本作"盖"。

[20] 痛：邓珍本无。

[21] 三两：邓珍本"三两"后有"去节"二字。邓珍本、《翼方》本麻黄用法多"去节"，以下不再一一出注。

[22] 二两：邓珍本作"一两"。

[23] 粒：邓珍本杏仁计量单位均作"个"，下同，不再出注。

[24] 半两：邓珍本"半两"上有"去节"二字，下有"汤泡"二字。

[25] 合四味，以水一盏：邓珍本作"右剉麻豆大，每服四钱匕，水盏半"。

[26] 炙：邓珍本作"炒"。

[27] 剉：涪陵本讹为"挫"，径改。

[28] 服：邓珍本作"抄"。

[29] 匕：涪陵本讹为"七"，径改。

[30] 痛：邓珍本作"烦"。

[31] 转侧：邓珍本"转侧"上有"自"字。

[32] 其人：此二字邓珍本无。

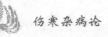

［33］鞭：邓珍本作"坚"。

［34］桂枝附子：此四字邓珍本无。

［35］三两：邓珍本"三两"下有"切"字。邓珍本、《翼方》本生姜用法多"切"，不再一一出注。

［36］三枚：邓珍本"三枚"后有"炮去皮，破八片"六字。邓珍本、《翼方》本附子用法多"炮去皮"，个别地方有不同，作"炮"，不再一一出注。

［37］十二枚：邓珍本"十二枚"后有"擘"字。邓珍本、《翼方》本大枣用法多"擘"，不再一一出注。

［38］桂枝附子去桂加白术汤：邓珍本作"白术附子汤"。

［39］二枚半：邓珍本作"一枚半"。

［40］气短：邓珍本作"短气"。

［41］白术二两　附子二枚：邓珍本作"附子二枚炮去皮白术二两"。

［42］口开，前板齿燥：邓珍本作"口前开，板齿燥"。

［43］二十枚：邓珍本作"二七个"。

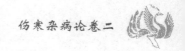

伤寒杂病论卷二

辨太阳病用桂枝汤法脉症篇第三[1]

太阳之为病，头项强痛而恶寒。

太阳病，其脉浮。

太阳病，发热汗出而恶风，其脉缓，为中风。

太阳中风，发热而恶寒。

太阳病，三四日不吐下，见芤乃汗之。

夫病有发热而恶寒者，发于阳也；不热而恶寒者，发于阴也。发于阳者七日愈，发于阴者六日愈，以阳数七、阴数六故也。

太阳病，头痛至七日以上自愈者，其经竟故也。若欲作再经者，针足阳明，使经不传则愈。

太阳病欲解时，从巳尽未。

风家表解而不了了者，十二日愈。

太阳中风，阳浮而阴濡弱，浮者热自发，濡弱者汗自出，啬啬恶寒，淅淅[2]恶风，翕翕发热，鼻鸣干呕者，桂枝汤主之。

太阳病，发热汗出，此为荣弱卫强，故使汗出，欲[3]救邪风，桂枝汤主之。

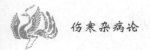

太阳病，头痛发热，汗出恶风，桂枝汤主之。

太阳病，项背强几几，而反汗出恶风，桂枝汤主之。

太阳病，下之，其气上冲，可与桂枝汤；不冲，不可与之。

太阳病三日，已发汗、吐、下、温针而不解，此为坏病，桂枝汤复不中与也。观其脉症[4]，知犯何逆，随症而治之。

桂枝汤本为解肌，其人脉浮紧，发热无汗，不可与也，常识此，勿令误也。

酒客不可与桂枝汤，得之则呕，酒客不喜甘故也。

服桂枝汤吐者，其后必吐浓血。

太阳病，初服桂枝汤，而反烦不解者，当先刺风池、风府，乃却与桂枝汤则愈。

太阳病，外症未解，其脉浮弱，当以汗解，宜桂枝汤。

太阳病，下之微喘者，表未解故也，宜桂枝汤。

太阳病，有外症未解，不可下之，下之为逆，解外宜桂枝汤。

太阳病，先发汗不解，而下之，其脉浮不愈。浮为在外，而反下之，故令不愈。今脉浮，故在外，当解其外则愈，宜桂枝汤。

病常自汗出，此为荣气和、卫气不和故也。荣行脉中，卫行脉外，复发其汗，卫和则愈，宜桂枝汤。

病人藏无他病，时发热，自汗出而不愈，此卫气不和也。先其时发汗愈，宜桂枝汤。

伤寒，不大便六七日，头痛有热，与承气汤，其大便反清[5]，此为不在里，故在表也。当发其汗，头痛者必衄，宜桂枝汤。

伤寒，发汗已解，半日许复烦，其脉浮数，可复发其汗，宜服桂枝汤。

伤寒，医下之后，身体疼痛，清便自调，急当救表，宜桂枝汤。

太阳病未解，其脉阴阳俱停，必先振汗出而解；但阳微者，先汗之而解，宜桂枝汤。

太阳病未解，热结膀胱，其人如狂，其血必自下，下者即愈。其外未解，尚未可攻，当先解其外，宜桂枝汤。

伤寒，大下后，复发汗，心下痞，恶寒者，不可攻痞，当先解表，宜桂枝汤。

桂枝汤方

桂枝　芍药　生姜各三两[6]　甘草二两，炙　大枣十二枚

合五味，㕮咀[7]，以水七升，微火煮取三升，去滓，适寒温[8]服一升，服已[9]须臾，啜[10]热稀粥一升余，以助药力，温覆令一时许，通身漐漐，微似有汗者益佳[11]，不可令如水流漓，病必不除。若一服汗出病差，停后服，不必尽剂[12]。若不汗，更服依前法；又不汗，后服当小促其间，半日许，令三服尽[13]。若病重者，一日一夜服，周时观之[14]。服一剂尽，病症犹在者，更作服；若汗不出者，乃服至二三剂[15]。禁生冷、黏滑、肉面、五辛、酒酪、臭恶等物[16]。

喘家有汗[17]，作桂枝汤加厚朴杏仁佳。

桂枝加厚朴杏子汤方

于桂枝汤内，加厚朴二两，杏仁五十枚（去皮尖），余依前法。

太阳病，发其汗，遂漏而不止，其人恶风，小便难，四肢微急，难以屈伸，桂枝加附子汤主之，桂枝中加附子一枚（炮）即是。

太阳病，下之，其脉促胸满者，桂枝去芍药汤主之。若微寒者，桂枝去芍药加附子汤主之，桂枝去芍药汤中加附子一枚即是。

太阳病，得之八九日，如疟，发热而恶寒，热多而寒少，其人不呕，清便欲自可，一日再三发，其脉微缓者，为欲愈。脉微而恶寒者，此为阴阳俱虚，不可复吐下发汗也。面色反有热者，为未欲解，以其不能得汗出，身必当痒，桂枝麻黄各半汤主之。

桂枝麻黄各半汤方[18]

桂枝一两十六铢　芍药　生姜　甘草炙　麻黄各一两　大枣四枚　杏仁二十四枚，去皮尖[19]

合七味，以水五升，先煮麻黄一二沸，去上沫，内诸药，煮取一升八合，去滓，温服六合。本云：桂枝汤三合，麻黄汤三合，并为六合，顿服。

脉桂枝汤，大汗出，若脉洪大，与桂枝汤。其形如疟，一日再发，汗出便解，宜桂枝汤二麻黄一汤。

桂枝二麻黄一汤方[20]

桂枝一两十七铢　麻黄十六铢　生姜　芍药各一两六铢　甘草一两二铢，炙　大枣五枚　杏仁十六枚，去皮尖

合七味，以水七升，煮麻黄一二沸，去上沫，内诸药，煮取二升，去滓，温服一升，日再服。本云：桂枝汤二分，麻黄汤一分，合为二升，分二服，今合为一方。

太阳病，发热恶寒，热多寒少，脉微弱，则无阳也，

不可发汗，桂枝二越脾一汤主之。

桂枝二越脾一汤方

桂枝　芍药　甘草炙　麻黄各十八铢　生姜一两三铢　石膏二十四铢，碎　大枣四枚

合七味，以水五升，先煮麻黄一二沸，去上沫，内诸药，煮取二升，去滓，温服一升。本云：当裁为越脾汤、桂枝汤[21]，合之饮一升。今合为一方，桂枝汤二分，越脾汤一分[22]。

服桂枝汤，下之，头项强痛，翕翕发热，无汗，心下满，微痛，小便不利，桂枝汤去桂加茯苓白术汤主之。

桂枝汤去桂加茯苓白术汤方

茯苓　白术各三两

右于桂枝汤中，惟除去桂枝一味，加此二味为汤，服一升，小便即利。本云：桂枝汤，今去桂枝，加茯苓、白术。

【校勘】

［1］辨太阳病用桂枝汤法脉症篇第三：《翼方》本篇名作"太阳病用桂枝汤法第一"，其下有"五十七证，方五首"七字小注。《翼方》本各篇题名下均有"□□证，方□□首"之类的小字注，不再出注。

［2］浙浙：《翼方》本同，但在"伤寒宜忌第四"之"宜发汗第二"中作"浙浙"，误。

［3］欲：《翼方》本作"以"。

［4］症：《翼方》本均作"证"，下同，不再出注。

［5］清：《翼方》本作"青"。

［6］各三两：《翼方》本作"各二两切"。

［7］㕮咀：《翼方》本"㕮咀"下有"三味"二字。

［8］适寒温：此三字《翼方》本无。

［9］服已：此二字《翼方》本无。

［10］啜：《翼方》本作"饮"。

［11］温覆令一时许，通身漐漐，微似有汗者益佳：《翼方》本作"温覆，令汗出一时许益善"。

［12］不可令如水流漓，病必不除。若一服汗出病差，停后服，不必尽剂：《翼方》本无此二十五字。

［13］更服依前法；又不汗，后服当小促其间，半日许，令三服尽：《翼方》本作"再服如前；复不汗，后服小促其间，令半日许三服"。

［14］若病重者，一日一夜服，周时观之：《翼方》本作"病重者，一日一夜乃差，当晬时观之"。

［15］服一剂尽，病症犹在者，更作服；若汗不出者，乃服至二三剂：《翼方》本作"服一剂汤，病证犹在，当复作服之；至有不汗出，当服三剂乃解"。

［16］禁生冷、黏滑、肉面、五辛、酒酪、臭恶等物：《翼方》本无此一十五字。涪陵本"黏"写作"粘"，今据通例改之。

［17］有汗：此二字《翼方》本无。《翼方》本此条下无汤方名及药味组成、煎服法。

［18］桂枝麻黄各半汤方：此八字《翼方》本无。

［19］去皮尖：《翼方》本"去皮尖"后有"两仁者"三字。《翼方》本杏仁用法均为"去皮尖两仁者"，不再一一出注。

［20］桂枝二麻黄一汤方：《翼方》本无"桂枝二麻黄一汤"七字。《翼方》本多数汤方名如此例，不再一一出注。

［21］汤：《翼方》本无。

［22］越脾汤一分：此五字《翼方》本无。

辨太阳病用麻黄汤法脉症篇第四

（葛根汤附[1]）

太阳病，或已发热，或未发热，必恶寒，体痛，呕逆，脉阴阳俱紧，为伤寒。

伤寒一日，太阳脉弱，至四日，太阴脉大。

伤寒一日，太阳受之，脉若静者，为不传；颇欲呕，若燥烦，脉数急者，乃为传。

伤寒，其二阳症不见，此为不传。

太阳病，头痛发热，身体疼，腰痛，骨节疼，恶风，无汗而喘，麻黄汤主之。

太阳与阳明合病，喘而胸满，不可下也，宜麻黄汤。

太阳[2]病，十日已去，其脉浮细而[3]嗜卧者，此为外解。设胸满胁痛，与小柴胡汤；脉但[4]浮者，麻黄汤主之。

太阳病，脉浮紧，无汗发热，身疼痛[5]，八九日不解，其表症仍在，此当发其汗，宜麻黄汤[6]。服药已[7]微除，其人发烦，目瞑增剧者，必衄，衄乃解。所以然者，阳气重故也。

脉浮而数者，可发其汗，宜麻黄汤。

伤寒脉浮紧，不发其汗，因致衄，宜麻黄汤。

太阳病，下之微喘者，外未解故也，宜麻黄汤。

脉浮而紧，浮则为风，紧则为寒，风则伤卫，寒则伤荣，荣卫俱病，骨节烦疼，可发其汗，宜麻黄汤。

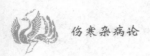

麻黄汤方

麻黄三两　桂枝二两　甘草一两，炙　杏仁七十枚，去皮尖

合四味，以水九升煮麻黄，减二升，去上沫，内诸药，煮取二升半，去滓，温服八合，覆取微似汗，不须啜粥，余如桂枝法。

太阳病，项背强几几，无汗恶风，葛根汤主之。

葛根汤方

葛根四两　麻黄三两　桂枝　芍药　甘草炙，各二两　生姜三两　大枣十二枚[8]

合七味，以水一斗，煮麻黄、葛根，减二升，去上沫，内诸药，煮取三升，去滓，温服一升[9]，覆取微似汗，不须啜粥[10]，余如桂枝法将息及禁忌[11]。

太阳与阳明合病而自利，葛根汤主之。

太阳与阳明合病[12]，不下利，但呕者，葛根加半夏汤主之。

葛根加半夏汤方[13]

葛根四两　麻黄三两　生姜三两　甘草二两，炙　芍药二两　桂枝二两　大枣十二枚　半夏半斤，洗

合八味，以水一斗，先煮葛根、麻黄，减二升，去白沫，内诸药，煮取三升，去滓，温服一升，覆取微似汗。

太阳病桂枝症，医反下之，利遂[14]不止，脉促者，表未解也，喘而汗出者[15]，葛根黄连黄芩汤主之。

葛根黄芩黄连汤方

葛根半斤　甘草二两，炙　黄芩　黄连各三两

合四味，以水八升煮[16]葛根，减二升，内诸药，煮取二升，去滓，分温再服。

【校勘】

[1] 葛根汤附：此四字《翼方》本无。

[2] 太阳：此二字《翼方》本无。

[3] 而：《翼方》本无。

[4] 脉但：此二字《翼方》本无。

[5] 无汗发热，身疼痛：《翼方》本作"无汗而发热，其身疼痛"。

[6] 宜麻黄汤：《翼方》本在后文"阳气重故也"之下。

[7] 已：《翼方》本无。

[8] 十二枚：《翼方》本作"十一枚"。

[9] 温服一升：《翼方》本作"分温三服"。

[10] 覆取微似汗，不须啜粥：《翼方》本作"不须啜粥，取微汗"。

[11] 余如桂枝法将息及禁忌：《翼方》本无此十字。

[12] 太阳与阳明合病：《翼方》本无此七字。

[13] 葛根加半夏汤方：《翼方》本无汤方名及药物组成、煎服法，作"葛根汤中加半夏半升（洗）即是"。

[14] 利遂：《翼方》本作"遂利"。

[15] 脉促者，表未解也，喘而汗出者：《翼方》本作"其脉促，表未解，喘而汗出"。

[16] 煮：《翼方》本其上有"先"字。

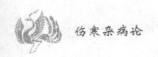

伤寒杂病论

辨太阳病用青龙汤法脉症篇第五

太阳中风，脉浮紧，发热恶寒，身体疼痛，不汗出而烦，大青龙汤主之。若脉微弱，汗出恶风者，不可服之，服之则厥，筋惕肉瞤，此为逆也。

大青龙汤方

麻黄六两　桂枝二两　甘草二两，炙　杏仁四十枚，去皮尖　生姜三两　大枣十枚　石膏如鸡子大，碎[1]

合七味，以水九升，煮[2]麻黄，减二升，去上沫，内诸药，煮取三升，去滓，温服一升，取微似汗。汗出多者，温粉粉之。一服汗者，勿再服，若复服，汗出多，亡阳，逆虚恶风，躁不得眠。

伤寒，脉浮缓，其身不疼，但重，乍有轻时，无少阴症者，可与大青龙汤发之。

伤寒，表不解，心下有水气，咳而发热，或渴，或利，或噎，或小便不利，少腹满，或喘者，小青龙汤主之。

小青龙汤方

麻黄三两　芍药　细辛　干姜　甘草炙　桂枝各三两　五味子　半夏各半升，洗

合八味，以水一斗，先煮麻黄，减二升，去上沫，内诸药，煮取三升，去滓，温服一升。渴则去半夏，加栝蒌[3]根三两；微利者，去麻黄，加荛花一鸡子大（熬令赤色）；噎者，去麻黄加附子一枚（炮）；小便不利，少腹满，去麻黄，加茯苓四两；喘者，去麻黄，加杏仁半升（去皮）。

伤寒，心下有水气，咳而微喘，发热不渴，小青龙汤主之[4]。服汤已而渴者，此为寒去，为欲解也。

【校勘】

[1] 碎：《翼方》本"碎"字下有"绵裹"二字。《翼方》本石膏用法多作"碎，绵裹"，下同，不再一一出注。

[2] 煮：《翼方》本其上有"先"字。

[3] 栝蒌：《翼方》本"栝蒌"均作"栝楼"。下同，不再出注。

[4] 小青龙汤主之：《翼方》本此六字在条文之末。

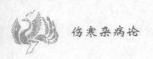
辨太阳病用柴胡汤法脉症篇第六

血弱气尽，腠理开，邪气因入，与正气相搏，结[1]于胁下，正邪分争，往来寒热，休作有时，嘿嘿不欲饮食[2]，藏府相连，其痛必下，邪高痛下，故使其呕，小柴胡汤主之。服柴胡而渴者，此为属阳明，以法治之。

得病六七日，脉迟浮弱，恶风寒，手足温，医再三下之，不能食，其人胁下满痛，面目及身黄，颈项强，小便难，与柴胡汤，后必下重。本渴，饮水而呕，柴胡复不中与也。食谷者哕。

伤寒四五日，身体热，恶风，颈项强，胁下满，手足温而渴，小柴胡汤主之。

伤寒阳脉涩，阴脉弦，法当腹中急痛，先与小建中汤，不差，与小柴胡汤。

伤寒中风，有柴胡症，但见一症便是，不必悉具也。

凡柴胡汤症而下之，柴胡症不罢，复与柴胡汤，解者必蒸蒸而振，却发热汗出而解。

伤寒五六日，中风，往来寒热，胸胁苦满，嘿嘿不欲食，心烦喜呕，或胸中烦而不呕，或渴，或腹中痛，或胁下痞坚，或心下悸，小便不利，或不渴，外有微热，或咳，小柴胡汤主之。

小柴胡汤方

柴胡八两　黄芩　人参　甘草炙　生姜各三两　半夏半升，洗　大枣十二枚

合七味，以水一斗二升，煮取六升，去滓，再煎，温

服一升，日三。若胸中烦不呕者，去半夏、人参，加栝蒌实一枚；渴者，去半夏，加人参，合前成四两半；腹中痛者，去黄芩，加芍药三两；胁下痞坚者，去大枣，加牡蛎六两；心下悸，小便不利者，去黄芩，加茯苓四两；不渴，外有微热者，去人参，加桂三两，温覆，微发其汗；咳者，去人参、大枣、生姜，加五味子半升，干姜二两。

伤寒五六日，头汗出，微恶寒，手足冷，心下满，口不欲食，大便坚，其脉细，此为阳微结，必有表，复有里。脉[3]沉则为病在里，汗出亦为阳微。假令纯阴结，不得有外症，悉入在于里，此为半在外半在里。脉虽沉紧，不得为少阴病[4]。所以然者，阴不得有汗，今头大汗出，故知非少阴也，可与柴胡汤。设不了了者，得屎而解。

伤寒十三日不解，胸胁满而呕，日晡所发潮热，已[5]而微利，此本柴胡症[6]，下之不得利，今反利者，故知医以丸药下之，非其治也。潮热者，实也，先再服小柴胡汤，以解其外，后以柴胡加芒硝汤主之。

柴胡加芒硝汤方

柴胡二两十六铢　黄芩　人参　甘草炙　生姜各一两　半夏一合，洗　大枣四枚　芒硝二两

合八[7]味，以水四升，煮取二升，去滓，温分再服，以解其外，不解，更作柴胡加大黄芒硝桑螵蛸汤服之[8]。

柴胡加大黄芒硝桑螵蛸汤方

右以前七味，以水七升，下芒硝三合、大黄四分、桑螵蛸五枚，煮取一升半，去滓，温服五合，微下即愈。本云：柴胡汤再服，以解其外，余二升，加芒硝大黄桑螵

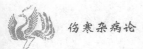

蛸也。

伤寒八九日，下之，胸满烦惊，小便不利，谵语，一身尽重，不可转侧者[9]，柴胡加龙骨牡蛎汤主之。

柴胡加龙骨牡蛎汤方

柴胡_{四两}　黄芩　人参　生姜　龙骨　牡蛎　桂枝　茯苓　铅丹_{各一两半}　大黄_{二两}　半夏_{一合半，洗}　大枣_{六枚}

合十二味[10]，以水八升，煮取四升，内大黄，切如棋子大，更煮一二沸，去滓，温服一升。本云：柴胡汤今加龙骨等。

伤寒六七日，发热，微恶寒，支节烦疼，微呕，心下支结，外症未去者，宜柴胡桂枝汤。发汗多，亡阳狂语者，不可下，以为可与柴胡桂枝汤，和其荣卫，以通津液，后自愈。

柴胡桂枝汤方

柴胡_{四两}　黄芩　人参　生姜　桂枝　芍药_{各一两半}　半夏_{二合半，洗}　甘草_{一两，炙}　大枣_{六枚}

合九味，以水六升，煮取二升，去滓，温服一升。本云：人参汤作如桂枝法，加柴胡、黄芩，复加柴胡法。今用人参作半剂。

伤寒五六日，其人已发汗，而复下之，胸胁满，微结，小便不利，渴而不呕，但头汗出，往来寒热而烦，此为未解，柴胡桂枝干姜汤主之。

柴胡桂枝干姜汤方

柴胡_{八两}　桂枝_{三两}　干姜_{二两}　栝蒌根_{四两}　黄芩_{三两}　牡蛎_{二两，熬}　甘草_{二两，炙}

合七味，以水一斗二升，煮取六升，去滓，更煎，温服一升，日二服。初服微烦，汗出愈。

太阳病，过经十余日，反再三下之，后四五日，柴胡症续在，先与小柴胡汤，呕止小安，其人郁郁微烦者，为未解，与大柴胡汤，下者止。

伤寒十余日，邪气结在里，欲复往来寒热，当与大柴胡汤。

伤寒发热，汗出不解，心中痞坚，呕吐下利者，大柴胡汤主之。

病人表里无症，发热七八日，虽脉浮数，可下之，宜大柴胡汤。

大柴胡汤方

柴胡八两　枳实四枚，炙　生姜五两　黄芩三两　芍药三两
半夏半升，洗　大枣十二枚　大黄二两[11]

合八味，以水一斗二升，煮取六升，去滓，更煎，温服一升，日三服。

【校勘】

[1] 结：《翼方》本作“在”。

[2] 饮食：《翼方》本作“食饮”。

[3] 脉：《翼方》本无。

[4] 病：《翼方》本无。

[5] 已：《翼方》本无。

[6] 此本柴胡症：《翼方》本作“此本当柴胡”。

[7] 八：《翼方》本作“七”。

[8] 柴胡加大黄芒硝桑螵蛸汤服之：《翼方》本无此十三

字。但本条后有"柴胡加大黄芒硝桑螵蛸汤方"十二字。

　　[9] 一身尽重，不可转侧者：《翼方》本作"一身不可转侧"。

　　[10] 合十二味：《翼方》本作"右一十二味"。

　　[11] 大黄二两：《翼方》本无。《翼方》本方后注之句末有"一方加大黄二两，若不加，恐不名大柴胡汤"一十七字。

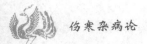

伤寒杂病论

与小承气汤，和之则愈。

大承气汤方[3]

大黄四两　厚朴八两，炙　枳实五枚，炙　芒硝三合

合四味，以水一斗，先煮二味，取五升，内大黄，更煮取二升，去滓，内芒硝，更煎一沸，分再服，得下者止。

小承气汤方[4]

大黄四两　厚朴二两，炙　枳实大者三枚，炙

合三味，以水四升，煮取一升二合，去滓，温分再服。初服谵语即止，服汤当更衣，不尔，尽服之。

调胃承气汤方[5]

大黄四两　甘草二两，炙　芒硝半两

合三味，以水三升，煮取一升，去滓，内芒硝，更一沸，顿服。

太阳[6]不解，热结膀胱，其人如狂，血自下，下者即愈。其外不解，尚未可攻，当先解其外。外解，少腹结急[7]者，乃可攻之，宜桃核承气汤。

桃核承气汤方

桃仁五十枚，去皮尖　大黄四两　桂枝二两　甘草二两，炙　芒硝一两

合五味，以水七升，煮取二升半，去滓，内芒硝，更煎一沸，分温三服。

【校勘】

[1] 经过：《翼方》本作"过经"。

[2] 经过：《翼方》本作"过经"。

[3] 大承气汤方：《翼方》本作"承气汤方"。

［4］ 小承气汤方：《翼方》本作"又方"。

［5］ 调胃承气汤方：《翼方》本作"又方"。

［6］ 太阳：《翼方》本作"太阳病"。

［7］ 结急：《翼方》本作"急结"。

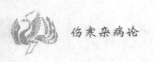

辨太阳病用陷胸汤法脉症篇第八

问曰：病有结胸，有藏结，其状何如？答曰：按之痛，其脉寸口浮，关上自沉，为结胸。何谓藏结？曰：如结胸状，饮食如故，时小利[1]，阳脉浮，关上细沉而紧，名为藏结。舌上白胎滑者，为难治。藏结者，无阳症，不往来寒热，其人反静，舌上苔滑者，不可攻也。

夫病发于阳，而反下之，热入因作结胸；发于阴，而反汗之，因作痞。结胸者，下之早，故令结胸。结胸者，其项亦强，如柔痉状，下之即和，宜大陷胸丸。

结胸症，其脉浮大，不可下之，下之即死。

结胸症悉具，烦燥者死。

太阳病，脉浮而动数，浮则为风，数则为热，动则为痛，数则为虚，头痛发热，微盗汗出，而反恶寒。其表未解，医反下之，动数则迟，头痛即眩，胃中空虚，客气动膈，短气躁烦，心中懊憹，阳气内陷，心下因坚，则为结胸，大陷胸汤主之。若不结胸，但头汗出，其余无汗，齐颈而还，小便不利，身必发黄也[2]。

伤寒六七日，结胸，热实，脉沉紧，心下痛，按之如石坚，大陷胸汤主之。

但结胸，无大热，此为水结在胸胁，头微汗出，大陷胸汤主之。

太阳病，重发汗而复下之，不大便五六日，舌上燥而渴，日晡如小有潮热，从心下至少腹，坚满而痛不可近，大陷胸汤主之。

若心下满而坚痛者，此为结胸，大陷胸汤主之。

大陷胸丸方

大黄八两　葶苈子熬　杏仁去皮尖　芒硝各半升

合四味，和捣，取如弹丸一枚，甘遂末一钱匕，白蜜一两，水二升，合煮，取一升，温顿服，一宿乃下。

大陷胸汤方

大黄六两　甘遂末一钱匕　芒硝一升

合三味，以水六升，先煮大黄，取二升，去滓，内芒硝，煎一两沸，内甘遂末，分再服。一服得快利者[3]，止后服。

小结胸者，正在心下，按之即痛，其脉浮滑，小陷胸汤主之。

小陷胸汤方

黄连一两　半夏半升，洗　栝蒌实大者一枚

合三味，以水六升，先煮栝蒌，取三升，去滓，内诸药，煮取二升，去滓，分温三服。

太阳病二三日，不能卧，但欲起者，心下必结，其脉微弱者，此本有寒也，而反下之，利止者，必结胸；未止者，四五日复重下利，此为挟热利。

太阳少阳并病，而反下之，结胸，心下坚，下利不复止，水浆不肯下，其人必心烦。

病在阳，当以汗解，而反以水噀之，若灌之，其热却不得去，益烦，皮粟起，意欲饮水，反不渴，宜服文蛤散。

文蛤散方

文蛤五两

右一味，捣为散，以沸汤五合，和服一方寸匕。若不

伤寒杂病论

差，与五苓散。

五苓散方

猪苓十八铢，去黑皮　白术十八铢　泽泻一两六铢　茯苓十八铢
桂枝半两

合五味，各为散，更于臼中治之，白饮和服方寸匕，日三服。多饮暖水，汗出愈。

寒实结胸，无热症者，与三物小白散。

三物小白散方

桔梗十八铢　巴豆六铢，去皮心，熬赤黑，研如脂　贝母十八铢

合三味，捣为散，内巴豆，更于臼中治之，白饮和服，强人半钱匕，赢者减之。病在上则吐，在下则利。不利，进热粥一杯；利不止，进冷粥一杯。身热，皮粟不解，欲引衣自覆，若以水噀之洗之，更益令热却不得出，当汗而不汗，即烦。假令汗出已，腹中痛，与芍药三两，如上法。

太阳与少阳并病，头痛，或眩冒，如结胸，心下痞而坚，当刺肺俞、肝俞、大椎第一间，慎不可发汗。发汗即谵语，谵语则脉弦，五日谵语不止者[4]，当刺期门。

心下但满而不痛者，此为痞，半夏泻心汤主之。

半夏泻心汤方

半夏半升，洗　黄芩　干姜　人参　甘草炙，各三两[5]　黄
连一两　大枣十二枚

合七味，以水一斗，煮取六升，去滓，温服一升，日三服。

脉浮紧而下之，紧反入里，则作痞，按之自濡，但气痞耳。

太阳中风，吐下，呕逆，表解乃可攻之。其人漐漐汗

出，发作有时，头痛，心下痞坚满，引胁下痛[6]，干呕短气[7]，此为表解里未和，十枣汤主之。

十枣汤方

芫[8]花熬　甘遂　大戟各等分

合三味，捣为散，以水一升五合，先煮大枣十枚，取八合，去枣，强人[9]内药末一钱匕，羸人半钱匕，温服，平旦服。若下少不利者，明旦更服，加半钱，得快下，糜[10]粥自养。

太阳病，发其汗，遂发热恶寒，复下之，则心下痞。此表里俱虚，阴阳气并竭。无阳则阴独，复加烧针，□烦[11]，面色青黄，肤瞤，此为难治。今色微黄，手足温者，愈。

心下痞，按之自濡，关上脉浮者，大黄黄连泻心汤主之。

大黄黄连泻心汤方

大黄二两　黄连一两

合二味，以麻沸汤二升渍之，须臾去滓，分温再服。

心下痞，而复恶寒汗出者，附子泻心汤主之。

附子泻心汤方

附子一枚，炮，别煮取汁　大黄二两　黄连　黄芩各一两

合四味，以麻沸汤二升渍之，须臾去滓，内附子汁，分温再服。

本以下之，故心下痞，与之泻心，其痞不解，其人渴而口燥烦，小便不利者，五苓散主之。一方言忍之一日乃愈。

伤寒汗出，解之后，胃中不和，心下痞坚，干噫食

嚏[12]，胁下有水气，腹中雷鸣而利，生姜泻心汤主之。

生姜泻心汤方

生姜四两　半夏半升，洗　干姜一两　黄连一两　人参　黄芩　甘草炙，各三两　大枣十二枚

合八味，以水一斗，煮取六升，去滓，温服一升，日三服。

伤寒中风，医反下之，其人下利，日数十行，谷不化，腹中雷鸣，心下痞坚而满，干呕而烦，不能得安。医见心下痞，为病不尽，复重下之，其痞益甚。此非结热，但胃中虚，客气上逆，故使之坚，甘草泻心汤主之。

甘草泻心汤方

甘草四两，炙　黄芩　干姜各三两　黄连一两　半夏半升，洗　大枣十二枚　一方有人参三两

合六味，以水一斗，煮取六升，去滓，温服一升，日三服。

伤寒服汤药，下利不止，心下痞坚，服泻心汤，复以他药下之，利不止，医以理中与之，而利益甚。理中者[13]治中焦，此利在下焦，赤石脂禹余粮汤主之。

赤石脂禹余粮汤方

赤石脂一斤，碎　太一禹余粮一斤，碎

合二味，以水六升，煮取二升，去滓，分温三服。若不止，当利小便。

伤寒，吐下发汗，虚烦，脉甚微，八九日，心下痞坚，胁下痛，气上冲喉咽，眩冒，经脉动惕者，久而成痿。

伤寒发汗吐下解后，心下痞坚，噫气不除者，旋覆代赭汤主之。

旋覆代赭汤方

旋覆花三两　人参二两　生姜五两　代赭石[14]一两,碎　甘草三两,炙　半夏半升,洗　大枣十二枚

合七味,以水一斗,煮取六升,去滓,温服一升,日三服。

太阳病,外症未除,而数下之,遂挟热而利不止,心下痞坚,表里不解,桂枝人参汤主之。

桂枝人参汤方

桂枝四两[15]　甘草四两,炙　白术　人参　干姜各三两[16]

合五味,以水九升,先煮四味,取五升,去滓,内桂,更煮取三升,去滓,温服一升,日再夜一服。

伤寒,大下后,复发其汗,心下痞,恶寒者,表未解也。不可攻其痞,当先解表,表解乃攻其痞,宜大黄黄连泻心汤。(方见前)[17]。

病如桂枝症,头项不强痛,脉微浮,胸中痞坚,气上冲喉咽,不得息,此为胸有寒,当吐之,宜瓜蒂散。

瓜蒂散方

瓜蒂熬　赤小豆各一分

合二味,捣为散,取半钱匕,豉一合,汤七合,渍之,须臾去滓,内散汤中,和,顿服之。若不吐,稍加之,得快吐,止。诸亡血、虚家,不可与瓜蒂散。

【校勘】

[1] 小利:《翼方》本作"下利"。

[2] 也:《翼方》本无。

[3] 者:《翼方》本无。

〔4〕者:《翼方》本无。

〔5〕炙,各三两:《翼方》本作"各三两,炙"。《翼方》本此例皆乙转,下同,不再出注。

〔6〕痛:《翼方》本无。

〔7〕干呕短气:《翼方》本作"呕即短气"。

〔8〕芫:涪陵本讹为"芜",径改。

〔9〕人:涪陵本讹为"入",径改。

〔10〕糜:涪陵本讹为"麋",径改。

〔11〕□烦:《翼方》本作"胸烦",涪陵本"烦"字前有一字空格,当有脱字。

〔12〕嗅:《翼方》本作"臭"。

〔13〕者:《翼方》本无。

〔14〕代赭石:《翼方》本作"代赭"。

〔15〕四两:《翼方》本"四两"下有"别切"二字。

〔16〕三两:《翼方》本作"二两"。

〔17〕方见前:《翼方》本作"用上方"。

辨太阳病杂疗法脉症篇第九

太阳病，发热而渴，不恶寒者，为温病。若发汗已，身灼热者，为风温。风温为病，脉阴阳俱浮，自汗出，身重，多眠睡，鼻息必鼾，言语难出。若被下者，小便不利，直视失溲。若被火者，微发黄色，剧则如惊痫，时瘛疭，若火熏之，一逆尚引日，再逆促命期。[1]

病人身大热，反欲得近衣者，热在皮肤，寒在骨髓也；身大寒，反不欲近衣者，寒在皮肤，热在骨髓也。[2]

伤寒[3]，脉浮，自汗出，小便数，心烦，微恶寒，脚挛急[4]，反与桂枝汤以攻其表，此误也[5]，得之便厥。咽中干[6]，烦躁吐逆者[7]，作[8]甘草干姜汤，以复其阳；若厥愈，足温者[9]，更作芍药甘草汤与之，其脚即伸；若胃气不和，谵语者，少与调胃承气汤[10]；若[11]重发汗，复加烧针者，四逆汤主之。

甘草干姜汤方

甘草四两，炙 干姜二两，炮[12]

合二味，咬咀[13]，以水三升，煮取一升五合[14]，去滓，分温再服。

芍药甘草汤方

白芍药[15]四两 甘草四两，炙

合二味，咬咀，以水三升，煮取一升半，去滓，分温再服之[16]。

调胃承气汤方[17]

大黄四两，去皮，清酒浸 甘草二两，炙 芒硝半升合三味，㕮咀，以水三升，煮取一升，去滓，纳芒硝，更上火微煮令沸，少少温服之。

四逆汤方

甘草二两　　干姜一两半　　附子一枚，生用，去皮，破

合三味，㕮咀，以水三升，煮取一升二合，去滓，分温再服。强人可大附子一枚，干姜三两。

问曰：症象阳旦，按法治之而增剧，厥逆，咽中干，两胫拘急而谵语。师曰，言夜半手足当温，两脚当伸，后如师言，何以知此？答曰：寸口脉浮而大，浮则为风，大则为虚，风则生微热，虚则两胫挛，病症象桂枝，因加附子参其间，增桂令汗出，附子温经，亡阳故也。厥逆，咽中干，烦燥，阳明内结，谵语烦乱，更饮甘草干姜汤，夜半阳气还，两足当温；胫尚微拘急，重与芍药甘草汤，尔乃胫伸；以承气汤微溏，则止其谵语，故病可愈。[18]

阳旦汤方

于桂枝汤中，加附子、增桂即是。

二阳并病，太阳初得病时，发其汗，汗先出不彻，因转属阳明，继自微汗出，不恶寒。若太阳病症不罢者，不可下，下之为逆，如此可小发汗。设面色缘缘正赤者，阳气怫郁在表，当解之，熏之。若发汗不彻，不足言，阳气怫郁不得越，其人烦躁，不知痛处，乍在腹中，乍在四肢，按之不可得，其人短气，但坐，以汗出不彻故也，更发汗则愈。何以知汗出不彻？以脉涩故知也。

脉浮紧者，法当身疼痛，宜以汗解之；假令尺中迟者，不可发汗。何以知其然？以营气不足，血少故也。

太阳病发汗后，大汗出，胃中干，烦躁不得眠，欲得

饮水者，少少与饮之，令胃气和则愈。若脉浮，小便不利，微热消渴者，与五苓散主之。

伤寒，汗出而渴者，五苓散主之；不渴者，茯苓甘草汤主之。

茯苓甘草汤方

茯苓二两　桂枝二两　生姜三两　甘草一两，炙

合四味，以水四升，煮取二升，去滓，分温三服。

伤寒五六日，大下之后，身热不去，心中结痛者，未欲解也，栀子豉汤主之。（方见后）

伤寒，医下之，续得下利清谷不止，身疼痛者，急当救里；后身疼痛，清便自调者，急当救表。救里宜四逆汤，救表宜桂枝汤。

病发热头痛，脉反沉，若不差，身体疼痛，当救其里，宜四逆汤。

太阳病未解，脉阴阳俱停，必先振栗，汗出而解；但阳脉微者，先汗出而解；但阴脉微者，下之而解。若欲下之，宜调胃承气汤。[19]

伤寒，腹满，谵语，寸口脉浮而紧，此肝乘脾也，名曰纵，刺期门。[20]

伤寒，发热，啬啬恶寒，大渴欲饮水，其腹必满，自汗出，小便利，其病欲解，此肝乘肺也，名曰横，刺期门。[21]

太阳病二日，反躁，反熨其背，而大汗出，火热入胃，胃中水竭，躁烦，必发谵语。十余日，振栗，自下利者，此为欲解也。故其汗，从腰以下不得汗，欲小便不得，反呕，欲失溲，足下恶风，大便鞕，小便当数，而反不数及

多，大便已，头卓然而痛，其人足心必热，谷气下流故也。[22]

太阳病中风，以火劫发汗，邪风被火热，血气流溢，失其常度，两阳相熏灼，其身发黄，阳盛则欲衄，阴虚则小便难，阴阳俱虚竭，身体则枯燥，但头汗出，剂颈而还，腹满[23]微喘，口干咽烂，或不大便，久则谵语，甚者至哕，手足躁扰，捻衣摸床。小便利者，其人可活。

形作伤寒，其人脉不弦紧而弱，弱者必渴，被火者必谵语。弱者，发热脉浮，解之，当汗出愈。

太阳病，以火熏之，不得汗，其人必躁，到经不解，必清血，名为火邪。[24]

脉浮热盛，反灸之，此为实。实以虚治，因火而动，必咽燥唾血。[25]

微数之脉，慎不可灸，因火为邪，则为烦逆，追虚逐实，血散脉中，火气虽微，内攻有力，焦骨伤筋，血难复也。[26]

脉浮，宜以汗解，用火灸之，邪无从出，因火而盛，病从腰以下必重而痹，名火逆也。欲自解者，必当先烦，乃有汗而解。何以知之？脉浮，故知汗出解也。[27]

太阳病，当恶寒发热，今自汗出，不恶寒发热，关上脉细数者，以医吐之过也。一二日吐之者，腹中饥，口不能食；三四日吐之者，不喜糜粥，欲食冷食，朝食暮吐，以医吐之所致也，此为小逆。[28]

太阳病，吐之，但太阳病当恶寒，今反不恶寒，不欲近衣者，此为吐之，内烦也。

太阳病，下之，其脉促，不结胸者，此为欲解也；脉浮者，必结胸也；脉紧者，必咽痛；脉弦者，必两胁拘急；脉细数者，头痛未止；脉沉紧者，必欲呕；脉沉滑者，协热利；脉浮滑者，必下血。

病胁下素有痞，连在脐旁，痛引少腹，引阴经者，此为藏结，死。

脉按之来缓，而时一止复来者，名曰结；又脉来动而中止，更来小数，中有还者反动，名曰阴结也；脉来动而中止，不能自还，因而复动者，名曰代，阴也，得此脉者必难治。

太阳病，小便利者，以饮水多，必心下悸；小便少者，必苦里急也。

中风发热，六七日不解而烦，有表里症，渴欲饮水，水入而吐，此为水逆，五苓散主之。(方见前[29])

伤寒二三日，心中悸而烦者，小建中汤主之。

小建中汤方

桂枝三两　甘草二两，炙　芍药六两　生姜三两　大枣十二枚[30]
胶饴一升

合六味，以水七升，煮取三升，去滓，内饴，温服一升。呕家不可服，以甘故也。

伤寒脉浮，而医以火迫劫之，亡阳，惊狂，卧起不安，桂枝去芍药加蜀漆牡蛎龙骨救逆汤主之。

桂枝去芍药加蜀漆牡蛎龙骨救逆汤方

桂枝　生姜　蜀漆各三两，洗去腥　牡蛎五两，熬　甘草二两，炙　龙骨四两　大枣十二枚

合七味，以水八升，先煮蜀漆，减二升，内诸药，煮取三升，去滓，温服一升[31]。

伤寒杂病论

烧针令其汗，针处被寒，核起而赤者，必发奔豚，气从少腹上冲者，灸[32]其核上一壮，与桂枝加桂汤。

桂枝加桂汤方

桂枝五两　芍药　生姜各三两　大枣十二枚　甘草二两，炙

合五味，以水七升，煮取三升，去滓，温服一升。本云：桂枝汤，今加桂五两。所以加桂者，以其能泄奔豚气也。

火逆下之，因烧针烦躁者，桂枝甘草龙骨牡蛎汤主之。

桂枝甘草龙骨牡蛎汤

桂枝一两　甘草　龙骨　牡蛎各二两

合四味，以水五升，煮取二升，去滓，温服八合，日三服。

伤寒，加温针必惊。

太阳病，六七日出表，症续在，脉微而沉，反不结胸，其人发狂者，以热在下焦。少腹坚满，小便自利者，下血乃愈。所以然者，以太阳随经，瘀热在里故也。宜下之以抵当汤。

太阳病，身黄，脉沉结，少腹坚，小便不利者，为无血；小便自利，其人如狂者，血症谛也，抵当汤主之。

伤寒有热，少腹满，应小便不利，今反利者，为有血也，当须下之，不可余药，宜抵当丸。

抵当汤方

大黄二两　桃仁二十枚，去皮尖　虻虫去足翅，熬　水蛭各三十枚，熬

合四味，以水五升，煮取三升，去滓，温服一升，不下更服。

抵当丸方

大黄三两　桃仁二十五枚，去皮尖，熬　虻虫去足翅，熬　水蛭各二十枚，熬

合四味，捣，分为四丸，以水一升，煮一丸，取七合服，晬[33]时当下，不下更服。

伤寒，无大热，口燥渴而烦，其背微恶寒，白虎汤主之。

伤寒，脉浮，发热无汗，其表不解，不可与白虎汤[34]。渴欲饮水，无表症，白虎汤主之。

伤寒，脉浮滑，此以表有热，里有寒，白虎汤主之。

白虎汤方

知母六两　石膏一斤，碎　甘草二两，炙　粳米六合

合四味，以水一斗，煮米熟汤成，去滓，温服一升，日三服。

又方

知母六两　石膏一斤，碎　甘草二两，炙　人参三两　粳米六合

合五味，以水一斗，煮米熟汤成，去滓，温服一升，日三服。立夏后至立秋前得用之，立秋后不可服。春三月，病常苦里冷，白虎汤亦不可与之，与之即呕利而腹痛；诸亡血及虚家，亦不可与白虎汤，得之则腹痛而利，但当温之。

太阳与少阳合病，自下利者，与黄芩汤；若呕者，与黄芩加半夏生姜汤。

黄芩汤方

黄芩三两　芍药　甘草炙，各二两　大枣十二枚

合四味，以水一斗，煮取三升，去滓，温服一升，日

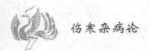
再夜一服。

黄芩加半夏生姜汤方

半夏半升,洗　生姜一两半

右二味,加入前方中,即是。

伤寒,胸中有热,胃中有邪气,腹中痛,欲呕吐,黄连汤主之。

黄连汤方

黄连　甘草炙　干姜　桂枝　人参各三两　半夏半升,洗
大枣十二枚

合七味,以水一斗,煮取六升,去滓,温分五服,昼三夜二。

伤寒,脉结代,心动悸,炙甘草汤主之。

炙甘草汤方

甘草四两,炙　桂枝三两　生姜三两　麦门冬半升,去心[35]
麻子仁半升　人参二两　阿胶二两　大枣三十枚　生地黄一斤[36]

合九味,以清酒七升,水八升,煮取三升,去滓,内胶,消烊尽,温服一升,日三服。

【校勘】

[1]　此条至"太阳病,……必苦里急也",于《翼方》本"太阳病杂疗法第七"中未见。

[2]　此条《翼方》本无。

[3]　此条见《千金翼方》卷第九"发汗吐下后病状第五"。

[4]　微恶寒,脚挛急:《翼方》本作"颇复微恶寒,而脚挛急"。

[5]　反与桂枝汤以攻其表,此误也:《翼方》本作"反与桂枝,欲攻其表"。

[6] 咽中干:《翼方》本作"咽干"。

[7] 者:《翼方》本无。

[8] 作:《翼方》本其上有"当"字。

[9] 若厥愈,足温者:《翼方》本作"厥愈足温"。

[10] 若胃气不和,谵语者,少与调胃承气汤:《翼方》本作"而胃气不和,可与承气汤"。

[11] 若:《翼方》本无。

[12] 炮:《翼方》本无。

[13] 㕮咀:此二字《翼方》本无,以下"芍药甘草汤方"、"调胃承气汤方"、"四逆汤方"同,不再出注。

[14] 一升五合:《翼方》本作"一升"。

[15] 白芍药:《翼方》本作"芍药"。

[16] 之:《翼方》本无。

[17] 调胃承气汤方:此汤方及其下四逆汤方《翼方》本"发汗吐下后病状第五"篇均无。

[18] 此条至"病发热头痛,……宜四逆汤"《翼方》本无。

[19] 此条亦见前"辨太阳病用桂枝法脉症篇第三",作"太阳病未解,其脉阴阳俱停,必先振汗出而解,但阳微者,先汗之而解,宜桂枝汤。"又见"辨太阳病用承气汤法脉症篇第七",作"太阳病未解,其脉阴阳俱停,必先振汗出而解;但阳微者,先汗出而解;阴微者,先下之而解,宜承气汤。"

[20] 此条见《千金翼方》卷第十之"伤寒下·伤寒宜忌第四·宜刺第十三",作"伤寒,腹满而谵语,寸口脉浮而紧者,此为肝乘脾,名曰纵,宜刺期门。"

[21] 此条见《千金翼方》卷第十之"伤寒下·伤寒宜忌第四·宜刺第十三",作"伤寒发热,啬啬恶寒,其人大渴,欲饮水浆者,其腹必满,而自汗出,小便利,其病欲解,此为肝乘肺,名曰横,宜刺期门。"

[22] 此条至"形作伤寒，……当汗出愈"《翼方》本无。

[23] 腹满：涪陵本讹为"满腹"，径改。

[24] 此条见《千金翼方》卷第十之"伤寒下·伤寒宜忌第四·忌火第八"，无"名为火邪"四字。

[25] 此条见《千金翼方》卷第十之"伤寒下·伤寒宜忌第四·忌灸第十"，作"脉浮热甚，而反灸之，此为实，实以虚治，因火而动，咽燥，必唾血"二十四字。

[26] 此条见《千金翼方》卷第十之"伤寒下·伤寒宜忌第四·忌灸第十"，无"追虚逐实，血散脉中，火气虽微，内攻有力，焦骨伤筋，血难复也"二十四字。

[27] 此条见《千金翼方》卷第十之"伤寒下·伤寒宜忌第四·忌灸第十"，作"脉浮，当以汗解，而反灸之，邪无从去，因火而盛，病从腰以下必重而痹，此为火逆。"其下无"欲自解者，必当先烦，乃有汗而解。何以知之？脉浮，故知汗出解也"二十五字。

[28] 此条至"太阳病，……必苦里急也"《翼方》本无。

[29] 方见前：《翼方》本作"方见结胸门中"。

[30] 十二枚：《翼方》本作"十一枚"。

[31] 温服一升：《翼方》本此四字下有"一法以水一斗二升煮取五升"十二字双行小注。

[32] 灸：涪陵本讹为"灸"，径改。

[33] 晬：涪陵本写作异体字"睟"，径改。下同，不再出注。

[34] 不可与白虎汤：涪陵本作"可与白虎汤"，脱"不"字，径补。

[35] 半升，去心：《翼方》本作"去心，半升"。

[36] 一斤：《翼方》本其下有"切"字。

伤寒杂病论卷四

辨阳明病脉症篇第十

阳明之为病，胃中寒是也。

问曰：病有太阳阳明，有正阳阳明，有微阳阳明，何谓也？答曰：太阳阳明者，脾约是也；正阳阳明者，胃家实是也；微阳阳明者，发其汗，若利其小便，胃中燥，便难是也。

问曰：何缘得阳明病？答曰：太阳[1]发其汗，若下之，亡其津液，胃中干燥，因为阳明。不更衣而便难，复为阳明病也。

问曰：阳明病，外症云何？答曰：身热汗出，而不恶寒，但反恶热。

问曰：病有得之一日，发热恶寒者，何？答曰：然，虽二日，恶寒自罢，即汗出恶热也。曰：恶寒何故自罢？答曰：阳明处中，主土，万物所归，无所复传，故始虽恶寒，二日自止，是为阳明病。

太阳初得病时，发其汗，汗先出，复不彻，因转属阳明。

病发热无汗，呕不能食，而反汗出濈濈然，是为转在

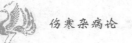
阳明。

伤寒三日，阳明脉大。

病脉浮而缓，手足温，是为系在太阴。太阴当发黄，小便自利者，不能发黄，至七八日而坚，为属阳明。

伤寒传系阳明者，其人濈然后汗出。

阳明中风，口苦咽干，腹满微喘，发热恶寒，脉浮若紧，下之则腹满，小便难也。

阳明病，能食为中风，不能食为中寒。

阳明病，中寒不能食，而小便不利，手足濈然汗出，此欲为作坚瘕也，必大便头坚后溏。所以然者，胃中冷，水谷不别故也。

阳明病，初为欲食之，小便反不数，大便自调，其人骨节疼，翕翕如有热状，奄然发狂，濈然汗出而解，此为水不胜谷气，与汗共并，脉[2]坚者即愈。

阳明病欲解时，从申尽戌。

阳明病，不能食，下之不解，其人不能食，攻其热必哕。所以然者，胃中虚冷故也。其人本虚，攻其热必哕。

阳明病，脉迟，食难用饱，饱即微烦、头眩者，必小便难，此欲作谷疸，虽下之，其腹必满如故耳。所以然者，脉迟故也。

阳明病[3]，当多汗，而反无汗，其身如虫行皮中之状，此为久虚故也。

阳明病[4]，反无汗，但小便利，二三日呕而咳，手足厥[5]者，其人苦头痛；若不呕不咳，手足不厥者，头不痛。

阳明病[6]，但头眩，不恶寒，故能食而咳者，其人咽必痛；若不咳者，咽不痛。

阳明病，脉浮而紧，其热必潮，发作有时；但浮者，必自汗[7]出。

阳明病，无汗，小便不利，心中懊侬，必发黄。

阳明病，被火，额上微汗出，而小便不利，必发黄。

阳明病，口燥，但欲漱水不欲咽者，必衄。

阳明病，本自汗出，医复重发其汗，病已差，其人微烦不了了，此大便坚也，必亡津液。胃中燥，故令其坚。当问小便日几行，若本日三四行，今日再行者，必知大便不久出。今为小便数少，津液当还入胃中，故知必当大便也。

夫病阳多者热，下之则坚；汗出多极，发其汗亦坚。

伤寒呕多，虽有阳明症，不可攻也。

阳明病，当心下坚满，不可攻之。攻之遂利不止者，死[8]；利止者，愈。

阳明病，面[9]合色赤，不可攻之，必发热。色黄者，小便不利也。

阳明病，不吐下而烦者，可与承气汤。

阳明病，其脉迟，虽汗出，不恶寒，其体必重，短气，腹满而喘，有潮热，如此者，其外为解，可攻其里。手足濈然汗出，此为已坚，大承气汤[10]主之。

若汗出多而微恶寒，外为未解，其热不潮，勿与承气汤。若腹大满而不大便者，可与小承气汤，微和其胃气，勿令至大下。

阳明病，潮热，微坚，可与承气汤；不坚，勿与之。

若不大便六七日，恐有燥屎，欲知之法，可与小承气汤。若腹中转矢[11]气者，此为有燥屎，乃可攻之；若不转矢气者，此但头坚，后溏，不可攻之，攻之必腹胀满，不能食，欲饮水，即哕；其后发热者，必复坚，以小承气汤和之。若不转矢气者，慎不可攻之。

夫实则谵语，虚则郑声。郑声者，重语是也。直视谵语，喘满者死，下利者亦死。

阳明病，其人多汗，津液外出，胃中燥，大便必坚，坚者则谵语，承气汤主之。

阳明病，谵语妄言，发潮热，其脉滑疾，如此者，承气汤主之。因与承气汤一升，腹中转气者，复与一升；如不转气者，勿与之。明日又不大便，脉反微涩，此为里虚，为难治，不得复与承气汤。

阳明病，谵语，有潮热，反不能食者，必有燥屎五六枚；若能食者，但坚耳，承气汤主之。

阳明病，下血而谵语者，此为热入血室，但头汗出者，当刺期门，随其实而泻[12]之，濈然汗出者愈[13]。

汗出而谵语者，有燥屎在胃中，此风也，过经乃可下之，下之若早，语言必乱，以表虚里实，下之则愈，宜承气汤。

伤寒四五日，脉沉而喘满，沉为在里，而反发其汗，津液越出，大便为难，表虚里实，久则谵语。

阳明病，下之，心中懊憹而烦，胃中有燥屎者，可攻。其人腹微满，头坚后溏者，不可下之。有燥屎者，宜承气汤。

病者五六日不大便，绕脐痛，躁烦，发作有时，此为有燥屎，故使不大便也。

病者烦热，汗出即解，复如疟状，日晡所发者，属阳

明。脉实者，当下之；脉浮虚者，当发其汗。下之宜承气汤，发汗宜桂枝汤。（方见前[14]）

大下后，六七日不大便，烦不解，腹满痛者，此有燥屎。所以然者，本有宿食故也，宜承气汤。

病者小便不利，大便乍难乍易，时有微热，怫郁不能卧，有燥屎故也，宜承气汤。

得病二三日，脉弱，无太阳、柴胡症而烦，心下坚；至四日，虽能食，以小承气汤少与，微和之，令小安；至六日，与承气汤一升。不大便六七日，小便少者，虽不大便，但头坚后溏，未定成其坚，攻之必溏；当须小便利，定坚，乃可攻之，宜承气汤。

伤寒七八日，目中不了了，睛不和，无表里症，大便难，微热者，此为实，急下之，宜承气汤。

阳明病，发热汗多者，急下之，宜承气汤。

发汗不解，腹满痛者，急下之，宜承气汤。

腹满不减，减不足言，当下之，宜承气汤。

阳明与少阳合病而利，脉不负者为顺，滑而数者有宿食，宜承气汤。（方见前[15]）

阳明病，脉浮紧，咽干口苦，腹满而喘，发热汗出，不恶寒，反偏恶热，其身体重，发汗即躁，心中愦愦，而反谵语；加温针必怵惕，又烦躁不得眠；下之，胃中空虚，客气动膈，心中懊忱，舌上胎者，栀子汤主之。

阳明病，下之，其外有热，手足温，不结胸，心中懊忱，若饥不能食，但头汗出，栀子汤主之。

栀子汤方

栀子十四枚[16]　香豉四合[17]

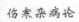

合二味，以水四升，先煮栀子，取二升半，内豉，煮取一升半，去滓，分温[18]再服。温进一服，得快吐，止后服。

三阳合病，腹满身重，难以转侧，口不仁，言语不经[19]，而面垢[20]遗尿。发汗则谵语，下之则额上生汗，手足厥冷，白虎汤主之。

若渴欲饮水，口干舌燥者，白虎汤主之。（方见前[21]）

若脉浮发热，渴欲饮水，小便不利，猪苓汤主之。

猪苓汤方

猪苓去黑皮　茯苓　泽泻　阿胶　滑石碎，各一两

合五味，以水六升，先煮四味，取二升，去滓，内胶，烊消，温服七合，日三服。

阳明病，汗出多而渴者，不可与猪苓汤，以汗多，胃中燥，猪苓汤复利其小便故也。

若脉浮迟，表热里寒，下利清谷者[22]，四逆汤主之。（方见前[23]）

阳明病，发潮热，大便溏，小便自可，而胸胁满不去，小柴胡汤主之。

阳明病，胁下坚满，不大便而呕，舌上胎者，可以小柴胡汤。上焦得通，津液得下，胃气因和，身濈然汗出而解。

阳明中风，脉弦浮大，而短气，腹都满，胁下及心痛，久按之，气不通，鼻干，不得汗，其人嗜卧，一身及目悉黄，小便难，有潮热，时时哕，耳前后肿，刺之小差，外不解，病过十日，脉续浮，与小柴胡汤；但浮，无余症，与麻黄汤；不溺，腹满加哕，不治。

阳明病，其脉迟，汗出多，而微恶寒，表为未解，可发汗，宜桂枝汤。

阳明病，脉浮无汗，其人必喘，发汗即愈，宜麻黄汤。（方并见前[24]）

阳明病，汗出，若发其汗，小便自利，此为内竭，虽坚不可攻，当须自欲大便，宜蜜煎导而通之。若土瓜根、猪胆汁，皆可以导。

蜜煎导方

蜜七合

右一味，内铜器中，微火煎之，稍凝如饴状，搅之，勿令焦著，候[25]可丸，捻如指许，长二寸，当热时急作，令头锐，以内谷道中，以手急抱，欲大便时，乃去之。

猪胆汁方

大猪胆一枚

泻汁，和少许醋[26]，以灌谷道中，如一食顷，当大便，出宿食恶物。已试，甚良。

阳明病，发热而汗出，此为热越，不能发黄也。但头汗出，其身无有，剂[27]颈而还，小便不利，渴饮水浆，此为瘀热在里，身必发黄，茵陈汤主之。

伤寒七八日，身黄如橘，小便不利，其腹微满，茵陈汤主之。

茵陈汤方

茵陈六两　栀子十四枚　大黄二两

合三味，以水一斗二升，先煮茵陈，减六升，内二味，煮取三升，去滓，分温三服，小便当利，溺如皂荚沫状，色正赤，一宿，黄从小便去。

胃中虚冷，其人不能食者，饮水即哕。

脉浮发热，口干鼻燥，能食者，即衄。

阳明症，其人喜忘，必有蓄血。所以然者，本有久瘀血，故令喜忘，虽坚，大便必黑，抵当汤主之。

病者无表里症，发热七八日，虽脉浮数，可下之。假令下已，脉数不解，而合热消谷喜饥，至六七日不大便者，有瘀血，抵当汤主之。若数不解，而下不止，必挟热便脓血。（方见前[28]）

食谷而呕者，属阳明，吴茱萸汤[29]主之。

吴茱萸汤方

吴茱萸一升　人参三两　生姜六两　大枣十二枚

合四味，以水七升，煮取二升，去滓，温服七合，日三服。得汤反剧者，属上焦也。

阳明病，寸口缓，关上小浮，尺中弱，其人发热而汗出，复恶寒，不呕，但心下痞，此为医下之也。若不下，其人复不恶寒而渴者，为转属阳明。小便数者，大便即坚，不更衣十日，无所若也。渴欲饮水者，但与之，当以法救，渴宜五苓散。（方见前[30]）

脉阳微而汗出少者，为自和[31]，汗出多者，为太过。太过者，阳绝于内，亡津液，大便因坚。

脉浮而芤，浮为阳，芤为阴，浮芤相搏，胃气则生热，其阳则绝。趺阳脉浮而涩，浮则胃气强，涩则小便数，浮涩相搏，大便即坚，其脾为约，麻子仁丸主之。

麻子仁丸方

麻子仁二升　芍药　枳实炙，八两　大黄一斤　厚朴一尺，炙

杏仁一升，去皮尖[32]，熬，别作脂

合六味，蜜和丸，如梧桐子大，饮服十粒[33]，日三服，渐加，以知为度。

伤寒，发其汗，则身目为黄。所以然者，寒湿相搏，在里不解故也。

伤寒，其人发黄，栀子柏皮汤主之。

栀子柏皮汤方

栀子十五枚　甘草一两，炙[34]　黄柏皮二两[35]

合三味，以水四升，煮取二升，去滓，分温再服。

伤寒，瘀热在里，身体必黄，麻黄连翘赤小豆汤主之。

麻黄连翘赤小豆汤方

麻黄　连翘各一两　杏仁三十枚，去皮尖　赤小豆一升　大枣十二枚　生梓白皮一斤[36]　甘草二两，炙

合七味，以水一斗，煮麻黄一二沸，去上沫，内诸药，煮取三升，去滓，温服一升。一方有生姜二两[37]。

【校勘】

［1］太阳：《翼方》本其下有"病"字。

［2］脉：《翼方》本无，疑涪陵本衍。

［3］阳明病：《翼方》本其上有"阳明病久久而坚者"八字。

［4］阳明病：《翼方》本其上有"冬"字。

［5］厥：《翼方》本其上有"若"字。

［6］阳明病：《翼方》本其上有"冬"字。

［7］自汗：《翼方》本作"盗汗"。

［8］死：《翼方》本无。

［9］面：《翼方》本无。

［10］大承气汤：《翼方》本作"承气汤"。

[11] 矢气：《翼方》本作"失气"，本条下同，不再出注。

[12] 泻：《翼方》本作"写"。

[13] 愈：《翼方》本其上有"则"字。

[14] 方见前：《翼方》本作"方见桂枝汤门"。

[15] 方见前：《翼方》本作"方并见承气汤门"。

[16] 十四枚：《翼方》本其下有"擘"字。《翼方》本栀子用法均"擘"，下同，不再出注。

[17] 四合：《翼方》本作"四各"，下有"绵裹"二字。《翼方》本豉之用法均"绵裹"，下同，不再出注。

[18] 温：《翼方》本无。

[19] 不经：《翼方》本作"向经"。

[20] 而面垢：《翼方》本作"谵语"。

[21] 方见前：《翼方》本作"方见杂疗中"。

[22] 者：《翼方》本无。

[23] 方见前：《翼方》本无此三字，下有四逆汤方之组成及煎服法等。

[24] 前：《翼方》本作"上"。

[25] 候：《翼方》本作"欲"。

[26] 少许醋：《翼方》本作"少法醋"。

[27] 剂：《翼方》本作"齐"。

[28] 方见前：《翼方》本作"方见杂疗中"。

[29] 吴茱萸汤：《翼方》本作"茱萸汤"。

[30] 方见前：《翼方》本作"方见疗瘪门"。

[31] 和：《翼方》本作"如"。

[32] 去皮尖：《翼方》本"去皮尖"三字下有"两人者"三字。

[33] 粒：《翼方》本作"圆"。

［34］一两炙：《翼方》本无此三字。

［35］黄柏皮二两：《翼方》本作"黄柏十五分"。

［36］一斤：《翼方》本其上有"切"字。

［37］一方有生姜二两：《翼方》本作"一方生姜二两切"，置煎服法之前。

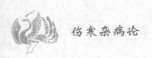

辨少阳病脉症篇第十一

少阳之为病，口苦，咽干，目眩也。

少阳中风，两耳无所闻，目赤，胸中满而烦，不可吐下，吐下则悸而惊。

伤寒[1]，脉弦细，头痛而发热，此为属少阳。少阳不可发汗，发汗则谵语，为属胃。胃和则[2]愈，不和，烦而悸。

太阳病不解，转入少阳，胁下坚满，干呕，不能饮食[3]，往来寒热，而未吐下，其脉沉紧，可与小柴胡汤。若已吐、下、发汗、温针，谵语、柴胡症罢，此为坏病，知犯何逆，以法治之。

三阳合病[4]，脉浮大，上关上，但欲寐，目合则汗。

伤寒六七日，无大热，其人躁烦，此为阳去入阴故也。

伤寒三日，三阳为尽，三阴当受其邪。其人反能食而不呕，此为三阴不受邪也[5]。

伤寒三日，少阳脉小，欲已也[6]。

少阳病，欲解时，从寅尽辰。

【校勘】

[1] 伤寒：《翼方》本作"伤寒病"。

[2] 则：《翼方》本作"即"。

[3] 饮食：《翼方》本作"食饮"。

[4] 合病：《翼方》本无此二字。

[5] 邪也：《翼方》本作"其邪"。

[6] 也：《翼方》本无。

伤寒杂病论卷五

辨太阴病脉症篇第十二

太阴之为病，腹满而[1]吐，食不下，自利[2]益甚，时腹自痛，若下之[3]，必胸下结鞕[4]。

太阴病，脉浮，可发其汗。

太阴中风，四肢烦疼，阳微阴涩而长，为欲愈。

太阴病，欲解时，从亥尽丑。

自利不渴者，属太阴，其藏有寒故也。当温之，宜四逆辈。

伤寒，脉浮而缓，手足温，是为系在太阴。太阴当发黄，小便自利，利者不能发黄。至七八日，虽暴烦，下利日十余行[5]，必自止。所以自止者，脾家实，腐秽当去故也。

本太阳病，医反下之，因腹满时痛，为属太阴，桂枝加芍药汤主之；大实痛者[6]，桂枝[7]加大黄汤主之。

桂枝加芍药汤方

桂枝三两[8]　芍药六两　生姜三两　甘草二两，炙　大枣十二枚

合五味，以水七升，煮取三升，去滓，分温三服。

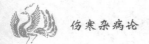

桂枝加大黄汤方[9]

即前方加大黄二两。[10]

太阴病，无阳症[11]，脉弱，其人续自便利，设当行大黄、芍药者，减之，其人胃气弱，易动故也。

【校勘】

[1] 而：《翼方》本无。

[2] 自利：《翼方》本作"下之"。

[3] 必胸下结鞭：《翼方》本作"胸下坚结"。

[4] 若下之：此三字《翼方》本无。

[5] 虽暴烦，下利日十余行：《翼方》本作"虽烦，暴利十余行"。

[6] 大实痛者：《翼方》本作"其实痛"。

[7] 桂枝：此二字《翼方》本无。

[8] 三两：涪陵本作"二两"，误，径改。

[9] 桂枝加大黄汤方：《翼方》本作"加大黄汤方"。

[10] 即前方加大黄二两：《翼方》本作"右于前方中加此大黄二两即是"。

[11] 太阴病，无阳症：《翼方》本作"人无阳证"。

辨少阴病脉症篇第十三

少阴之为病，脉微细，但欲寐。

少阴病，欲吐而不烦，但欲寐，五六日自利而渴者，属少阴，虚故引水自救。小便白者，少阴病形悉具。其人小便白者，下焦虚寒，不能制溲，故白也。

夫病其脉阴阳俱紧，而反汗出，为阳，属少阴，法当咽痛而复吐利。

少阴病，脉细沉数，病在里，不可发其汗。

少阴病，脉微，不可发其汗，无阳故也。阳已虚，尺中弱涩者，复不可下之。

少阴病，脉紧者，至七八日下利，其脉暴微，手足反温，其脉紧反去，此为欲解，虽烦，下利必自愈。

少阴病，下利，若利止，恶寒而蜷，手足温者，可治。

少阴病，恶寒而蜷，时自烦，欲去其衣被者[1]，可治[2]。

少阴中风，其脉阳微阴浮，为欲愈。

少阴病，欲解时，从子尽寅。

少阴病，八九日，而一身手足尽热，热在膀胱，必便血。

少阴病，其人吐利，手足不逆，反发热，不死。脉不至[3]者，炙其少阴七壮。

少阴病，咳而下利，谵语，是为被火气劫故也，小便必难，为强责少阴汗也。

少阴病，但厥无汗，强发之，必动血，未知从何道出，

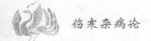

或从口鼻目出，是为下厥上竭，为难治。

少阴病，恶寒，自[4]蜷而利，手足逆者，不治。

少阴病，下利止而头[5]眩，时时自冒者，死。

少阴病，其人吐利躁逆者，死。

少阴病，四逆，恶寒而蜷，其脉不至，其人不烦而躁者，死。

少阴病，六七日，其息高者死。

少阴病，脉微细沉，但欲卧，汗出不烦，自欲吐，至五六日自利，复烦躁，不得卧寐者，死。

少阴病，始得之，反发热，脉反沉者，麻黄细辛附子汤主之。

麻黄细辛附子汤方

麻黄二两　细辛二两　附子一枚,炮,去皮

合三味，以水二斗，先煮麻黄，减一升，去上沫，内诸药，煮取三升，去滓，温服一升。

少阴病，得之二三日，麻黄附子甘草汤微发汗。以二三日无里[6]症，故微发汗。

麻黄附子甘草汤方

麻黄二两　附子一枚,炮,去皮　甘草二两,炙

合三味，以水七升，先煮麻黄一二沸，去上沫，内诸药，煮取二升半，去滓，温服八合。

少阴病，得之二三日以上，心中烦，不得卧者，黄连阿胶汤主之。

黄连阿胶汤方

黄连四两　黄芩一两　芍药二两　鸡子黄二枚　阿胶三挺

合五味，以水六升，先煮三味，取二升，去滓，内胶

烊尽，内鸡子黄，搅令相得，温服七合，日三服。

少阴病，得之一二日，口中和，其背恶寒者，当灸之，附子汤主之。

少阴病，身体痛，手足寒，骨节痛，脉沉者，附子汤主之。

附子汤方

附子二枚，炮，去皮　茯苓三两　人参二两　白术四两　芍药三两

合五味，以水八升，煮取三升，去滓，分温三服。

少阴病，下利，便脓血，桃花汤主之。

少阴病，二三日至四五日，腹痛，小便不利[7]，下利不止，而便脓血者，桃花汤[8]主之。

桃花汤方

赤石脂一斤，一半完，一半末　干姜一两　粳米一升

合三味，以水七升，煮米熟，汤成去滓，温取七合，内赤石脂末一方寸匕。一服止，余勿服。

少阴病，下利便脓血者，可刺。

少阴病，吐利，手足逆，烦躁欲死者，吴茱萸汤[9]主之。（方见前[10]）

少阴病，下利，咽痛，胸满，心烦，猪肤汤主之。

猪肤汤方

猪肤一斤

右一味，以水一斗，煮取五升，去滓，内白蜜一升，白粉五合，熬香，和令相得，温分六服。

少阴病二三日，咽痛者，可与甘草汤；不差，可与桔梗汤。

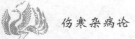

甘草汤方

甘草二两[11]

右一味，以水三升，煮取一升半，去滓，温服七合，日再服。

桔梗汤方

桔梗一两[12]　甘草二两

合二味，以水三升，煮取一升，去滓，分温再服。

少阴病，咽中伤，生疮，不能言语[13]，声不出，苦酒汤主之。

苦酒汤方

鸡子一枚，去黄，内好上苦酒于壳中　半夏洗，破如枣核，十四枚

合二味，内半夏着苦酒中，以鸡子壳置刀环中，安火上，令三沸，去滓，少少含咽之，不差，更作，三剂愈。

少阴病，咽中痛，半夏散及汤主之[14]。

半夏散及汤方

半夏洗　桂枝　甘草炙

合三味，等分，各异捣，合治之，白饮和服方寸匕，日三服。若不能散服者，以水一升，煎取七沸，内散两方寸匕，更煮三沸，下火，令小冷，少少含咽之。半夏有毒，不当散服。

少阴病，下利，白通汤主之。

白通汤方

附子一枚，生，去皮　干姜一两　葱白四茎

合三味，以水三升，煮取一升，去滓，分温再服。

少阴病，下利，脉微，服白通汤，利不止，厥逆无脉，

干呕烦者[15]，白通加猪胆汁汤主之。

白通加猪胆汁汤方

猪胆汁一合　人尿五合

右二味，内前汤中，和令相得，温分再服。若无胆，亦可用。服汤脉暴出者死，微续者生。

少阴病，二三日不已，至四五日，腹痛，小便不利，四肢沉重，疼痛而利，此为有水气。其人或咳，或小便不利，或下利，或呕，玄武汤主之。

玄武汤方

茯苓　芍药　生姜各三两　白术二两　附子一枚,炮,去皮

合五味，以水八升，煮取三升，去滓，温服七合。咳者，加五味子半升，细辛一两，干姜一两；小便自利者，去茯苓；下利者，去芍药，加干姜二两；呕者，去附子，加生姜，足前为半斤；利不止，便脓血者，宜桃花汤。(方见前[16])

少阴病，下利清谷，里寒外热，手足厥逆，脉微欲绝，身反恶寒，其人面赤，或腹痛，或干呕，或咽痛，或利止而脉不出，通脉四逆汤主之。

通脉四逆汤方

甘草二两,炙　附子大者一枚,生,去皮　干姜三两,强人可四两

合三味，以水三升，煮取一升二合，去滓，分温再服，其脉即出者愈。面赤者，加葱白九茎；腹痛者，去葱，加芍药二两；呕者，加生姜二两；咽痛者，去芍药，加桔梗一两；利止脉不出者，去桔梗，加人参二两。病皆与方相应者，乃加减服之。

少阴病，四逆，其人或咳，或悸，或小便不利，或腹

中痛，或泄利下重，四逆散主之。

四逆散方

甘草炙　枳实炙　柴胡　芍药各十分

合四味，捣为散，白饮和服方寸匕，日三服。咳者，加五味子、干姜各五分，兼主利；悸者，加桂五分；小便不利者，加茯苓五分；腹中痛者，加附子一枚（炮）；泄利下重者，先以水五升，煮薤白三升，取三升，去滓，以散三方寸匕内汤中，煮取一升半，分温再服。

少阴病，不利，六七日咳而呕渴，心烦不得眠，猪苓汤主之。（方见前[17]）

少阴病，得之二三日，口燥咽干，急下之，宜承气汤。

少阴病，利清水，色青者，心下必痛，口干燥者，可下之，宜承气汤[18]。

少阴病，六七日，腹满，不大便者，急下之，宜承气汤。（方见前[19]）

少阴病，其脉沉者，当温之，宜四逆汤。

少阴病，其人饮食入则吐，心中嗢嗢[20]欲吐，复不能吐。始得之，手足寒，脉弦迟，此胸中实，不可下也，当遂吐之。若膈上有寒饮，干呕者，不可吐，当温之，宜四逆汤。

少阴病，下利，脉微涩者，即吐；汗者，必数更衣，反少，当温其上，灸之。（一云灸厥阴五十壮）

【校勘】

[1] 者：《翼方》本无。

[2] 可治：《翼方》本作"不可治"。

［3］至：《翼方》本作"足"。

［4］自：《翼方》本无。《玉函》作"身"，为是。

［5］头：《翼方》本无。

［6］里：《翼方》本无。

［7］不利：此二字《翼方》本无。

［8］桃花汤：《翼方》本其上有"以"字。

［9］吴茱萸汤：《翼方》本作"茱萸汤"。

［10］方见前：《翼方》本作"方见阳明门"。

［11］二两：此二字《翼方》本无。

［12］一两：《翼方》本作"一大枚"。

［13］言语：《翼方》本作"语言"。

［14］主之：此二字《翼方》本无。

［15］干呕烦者：《翼方》本作"干烦者"。

［16］方见前：此三字《翼方》本无。

［17］方见前：《翼方》本作"方见阳明门"。

［18］宜承气汤：《翼方》本其下有"一云大柴胡"五字小注。

［19］方见前：《翼方》本作"方见承气中"。

［20］嗢嗢：《翼方》本"嗢嗢"皆作"温温"。下同，不再出注。

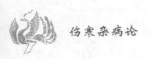
伤寒杂病论卷六

辨厥阴病脉症篇第十四

厥阴之为病，消渴，气上撞心[1]，心中疼热，饥而不欲食，食则[2]吐蛔。下之，利不止[3]。

厥阴中风，其脉微浮为欲愈，不浮为未愈。

厥阴病，欲解时，从丑尽卯。

厥阴病，渴欲饮水者，与水饮之即愈。

诸四逆厥者，不可下之，虚家亦然。

伤寒，先厥后发热而利者，必止，见厥复利。

伤寒，始发热六日，厥反九日而下利。厥利当不能食，今反能食，恐为除中。食之黍饼，不发热者，知胃气尚在，必愈，恐暴热来出而复去也。后日脉之，其热续在，期之旦日夜半愈。所以然者，本发热六日，厥反九日，复发热三日，并前六日，亦为九日，与厥相应，故期之旦日夜半愈。后三日脉之，数，其热不罢，此为热气有余，必发痈脓。

伤寒脉迟六七日，而反与黄芩汤彻其热。脉迟为寒，与黄芩汤复除其热，腹中冷，当不能食，今反能食，此为除中，必死。

伤寒，先厥发热[4]，下利必自止，而反汗出，咽中强痛，其喉为痹。发热无汗，而利必自止，便脓血。便脓血者，其喉不痹。

伤寒，一二日至四五日厥者，必发热。前厥者，后必热。厥深热亦深，厥微热亦微。厥应下之，而发其汗者，口伤烂赤。

凡厥者，阴阳气不相顺接，便为厥。厥者，手足逆者是。

伤寒病，厥五日，热亦五日。设六日当复厥，不厥者自愈。厥不过五日，以热五日，故知自愈。

伤寒，脉微而厥，至七八日肤冷，其人躁，无安时，此为藏厥[5]，非为蛔厥也[6]。蛔厥者，其人当吐蛔。今[7]病者静，而复时烦，此为藏寒，蛔上入膈[8]，故[9]须臾复止，得食而呕，又烦者，蛔闻食臭必出，其人常自吐蛔。蛔厥者，乌梅丸主之[10]。

乌梅丸方

乌梅三百枚　细辛六两　干姜十两　黄连十六两　当归四两
蜀椒四两，汗　附子六两，炮　桂枝六两　人参六两　黄柏六两

合一十味，异捣，合治之。以苦酒渍乌梅一宿，去核，蒸之五斗米下，捣成泥，和诸药，令相得，臼中与蜜杵千下，丸如梧桐子大。先食饮服十丸，日三服，少少加至二十丸。禁生冷、滑物、臭食等。

伤寒，热少微厥，稍头寒，呕，嘿不欲食[11]，烦躁。数日小便利，色白者，热除也。欲得食，其病为愈。若厥而呕，胸胁烦满，其后必便血。

病者手足厥冷，言我不结胸，少腹满，按之痛，此冷结在膀胱关元也。

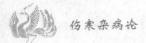

伤寒，发热四日，厥反三日，复发热四日，厥少热多，其病当愈。四日至六七日不除，必便脓血。

伤寒，厥四日，热反三日，复厥五日，其病为进。寒多热少，阳气退，故为进。

伤寒六七日，其脉数，手足厥，烦躁，阴厥不还者，死。

伤寒下利，厥逆，躁不能卧者，死。

伤寒发热，下利，至厥不止者，死。

伤寒六七日，不利，便发热而利，其人汗出不止者死，有阴无阳故也。

伤寒五六日，不结胸，腹满，脉虚，复厥者，不可下之，下之亡血，死。

伤寒，发热而厥七日，下利者，为难治。

伤寒，脉促，手足厥逆者，可灸之。

伤寒，脉滑而厥者，其表有热（一作里[12]），白虎汤主之。（方见前[13]）

手足厥寒，脉为之细绝，当归四逆汤主之。

当归四逆汤方

当归三两　桂心三两　细辛三两　芍药三两　甘草二两，炙
通草二两　大枣二十五枚

合七味，以水八升，煮取三升，去滓，温服一升，日三服。

若其人有寒，当归四逆加吴茱萸生姜汤主之。

当归四逆加吴茱萸生姜汤方

吴茱萸二两　生姜八两

右前方中加此二味，以水四升，清酒四升，和煮，取

三升，去滓，分温四服。

大汗出，热不去，拘急，四肢疼，若下利，厥而恶寒，四逆汤主之。

大汗出，若大下利而厥，四逆汤主之。（方见前[14]）

病者手足逆冷，脉乍紧者，邪结在胸中，心下满而烦，饥不能食，病在胸中，当吐之，宜瓜蒂散。（方见前[15]）

伤寒，厥而心下悸，先治其水，当与茯苓甘草汤，却治其厥，不尔，其水入胃必利。茯苓甘草汤主之。

茯苓甘草汤方

茯苓二两　甘草一两，炙　桂枝二两　生姜三两

合四味，以水四升，煮取二升，去滓，分温三服。

伤寒六七日，其人大下后，脉沉迟，手足厥逆，下部脉不至，咽喉不利，唾脓血，泄利不止，为难治，麻黄升麻汤主之。

麻黄升麻汤方

麻黄二两半　知母十八铢　葳蕤十八铢　黄芩十八铢　升麻一两六铢　当归一两六铢　芍药　桂枝　石膏碎　干姜　白术　茯苓　麦门冬去心　甘草炙，各六铢

合一十四味，以水一斗，先煮麻黄二沸，去上沫，内诸药，煮取三升，去滓，分温三服。一炊间，当汗出愈。

伤寒四五日，腹中痛，若转气下趣少腹，为欲自利。

伤寒本自寒，下医复吐之而寒格，更逆吐，食入即出，干姜黄芩黄连人参汤主之。

干姜黄芩黄连人参汤方

干姜　黄芩　黄连　人参各三两

合四味，以水六升，煮取二升，去滓，分温再服。

下利，有微热，其人渴，脉弱者，自愈。

下利脉数，若微发热，汗出者自愈；设脉复紧，为未解。

下利，手足厥，无脉，灸之不温，反微喘者，死。少阴负趺阳者，为顺。

下利，脉反浮数，尺中自涩，其人必清脓血。

下利清谷，不可攻其表，汗出必胀满。

下利，脉沉弦者，下重；其脉大者，为未止；脉微弱数者，为欲自止，虽发热，不死。

下利，脉沉而迟，其人面少赤，身有微热，下利清谷，必郁冒，汗出而解，其人微厥，所以然者，其面戴阳，下虚故也。

下利，脉反数而渴者，今自愈。设不差，必清脓血，有热故也。

下利后，脉绝，手足厥，晬时脉还，手足温者生，不还者死。

伤寒下利，日十余行，其人脉反实者，死。

下利清谷，里寒外热，汗出而厥，通脉四逆汤主之。（方见前[16]）

热利下重，白头翁汤主之。

下利欲饮水者[17]，白头翁汤主之。

白头翁汤方

白头翁二两　黄柏三两　黄连三两　秦皮三两

合四味，以水七升，煮取二升，去滓，温服一升，不差，更服。

下利，腹满，身体疼痛，先温其里，乃攻其表，温里

宜四逆汤，攻表宜桂枝汤。（方并见前[18]）

下利而谵语，为有燥屎，小承气汤主之。（方见前[19]）

下利后更烦，按其心下濡者，为虚烦也，栀子汤主之。（方见前[20]）

呕家有痈脓，不可治呕，脓尽自愈。

呕而发热，小柴胡汤主之。（方见前[21]）

呕而脉弱，小便复利，身有微热，见厥难治，四逆汤主之。（方见前[22]）

干呕，吐涎沫，而复头痛，吴茱萸汤主之。（方见前[23]）

伤寒，大吐下之，极虚，复极汗者，其人外气怫郁，复与其水，以发其汗，因得哕，所以然者，胃中寒冷故也。

伤寒，哕而腹[24]满者，视其前后，知何部不利，利之则愈。

【校勘】

[1] 心：《翼方》本无。

[2] 食则：《翼方》本作"甚者则欲"。

[3] 利不止：《翼方》本作"不肯止"。

[4] 先厥发热：《翼方》本作"先发厥热"。

[5] 藏厥：《翼方》本作"藏寒"。

[6] 非为蛔厥也：《翼方》本此处为"蛔上入其膈"五字，当为承上"藏寒"二字而错简于此。

[7] 今：《翼方》本"令"。

[8] 膈：《翼方》本其上有"其"字。

[9] 故：《翼方》本其下有"烦"字。

[10] 乌梅丸主之：《翼方》本其下有"又主久痢"四字小注。

［11］呕，嘿不欲食：《翼方》本作"嘿嘿不欲食"。

［12］一作里：《翼方》本无。

［13］方见前：《翼方》本作"表热见里，方见杂疗中"。

［14］方见前：《翼方》本作"方并见阳明门"。

［15］方见前：《翼方》本作"方见疗痹中"。

［16］方见前：《翼方》本作"方见少阴门"。

［17］者：《翼方》本其下有"为有热"三字。

［18］前：《翼方》本作"上"。

［19］方见前：《翼方》本作"方见承气门"。

［20］方见前：《翼方》本作"方见阳明门"。

［21］方见前：《翼方》本作"方见柴胡门"。

［22］前：《翼方》本作"上"。

［23］方见前：《翼方》本作"方见阳明门"。

［24］腹：《翼方》本无。

辨伤寒宜忌脉症篇第十五

忌发汗第一

太阳病，发热恶寒，寒多热少，脉微弱，则无阳也，忌复发其汗。

咽喉干燥者，忌发其汗。

太阳病，发其汗，因致痉。

少阴病，脉细沉数，病在里，忌发其汗。

少阴病，脉微，忌发其汗，无阳故也。

脉浮而紧，法当身体疼痛，当以汗解。假令尺中脉迟者，忌发其汗，何以知然，此为荣气不足、血气微少故也。

咽中闭塞，忌发其汗，发其汗即吐血，气微绝，逆冷。

厥逆[1]，忌发其汗，发其汗即声乱、咽嘶、舌萎。

亡血家，忌攻其表，汗出则寒栗而振。

衄家，忌攻其表，汗出必额上陷脉[2]促急。

汗家，重发其汗，必恍惚心乱，小便已，阴疼。

淋家，忌发其汗，发其汗必便血。

疮家，虽身疼痛，忌攻其表，汗出则痉。

冬时忌发其汗，发其汗必吐利，口中烂，生疮。

咳而小便利，若失小便，忌攻其表，汗则厥，逆冷。

宜发汗第二

大法，春夏宜发汗。

太阳病，脉浮而数者，宜发其汗。

太阳中风，阳浮而阴濡弱，浮者热自发，濡弱者汗自出，濇濇恶寒，淅淅[3]恶风，翕翕发热，鼻鸣干呕，桂枝汤主之。

太阳，头痛发热，身体疼，腰痛，骨节疼痛，恶风，无汗而喘，麻黄汤主之。

太阳中风，脉浮紧，发热恶寒，身体疼痛，不汗出而烦躁，大青龙汤主之。

阳明病，脉虚浮[4]者，宜发其汗。

阳明病，其脉迟，汗出多，而微恶寒者，表为未解，宜发其汗。

太阴病，脉浮，宜发其汗。

少阴病，得之二三日，麻黄附子甘草汤微发汗。

凡发汗，欲令手足皆周，漐漐一时间益佳，不欲流离。若病不解，当重发汗；然汗多则亡阳，阳虚不得重发汗也。

凡服汤药发汗，中病便止，不必尽剂也。

凡云宜发汗而无汤者，丸散亦可用，然不如汤药也。

凡脉浮者，病在外，宜发其汗。

忌吐第三

太阳病，恶寒而发热，今自汗出，反不恶寒而发热，关上脉细而数，此吐之过也。

少阴病，其人饮食入则吐，心中嗢嗢欲吐，复不能吐。始得之，手足寒，脉弦迟，若膈上有寒饮，干呕，忌吐，当温之。

诸四逆病厥，忌吐，虚家亦然。

宜吐第四

大法，春宜吐。

凡服吐汤，中病便止，不必尽剂也。

病如桂枝症，其头项不强痛，寸口脉浮，胸中痞坚，上冲^[5]咽喉，不得息，此为有寒，宜吐之。

病胸上诸实，胸中郁郁而痛，不能食，欲使人按之，而反有涎唾，下利日十余行，其脉反迟，寸口微滑，此宜吐之，利即止。

少阴病，其人饮食入则吐，心中嗢嗢欲吐，复不能吐，宜吐之。

病者手足逆冷，脉乍紧，邪结在胸中，心下满而烦，饥不能食，病在胸中，宜吐之。

宿食在上管，宜吐之。

忌下第五

太阳症不罢，忌下，下之为逆。

太阳与阳明合病，喘而胸满者，忌下。

太阳与少阳合病，心下痞坚，颈项强而头眩，忌下。

咽中闭塞，忌下，下之则上轻下重，水浆不下。

诸外实忌下，下之皆发微热，亡脉则厥。

诸虚忌下，下之则渴，饮^[6]水易愈，恶水者剧。

脉数者忌下，下之必烦，利不止。

尺中弱涩者，复忌下。

脉浮大，医反下之，此为大逆。

结胸症，其脉浮大，忌下，下之即死。

凡四逆病，厥者忌下，虚家亦然。

病欲吐者，忌下。

病有外症未解，忌下，下之为逆。

少阴病，食入即吐，心中嗢嗢欲吐，复不能吐。始得之，手足寒，脉弦迟，此胸中实，忌下。

伤寒五六日，不结胸，腹濡，脉虚，复厥者，忌下，下之亡血则死。

宜下第六

大法，秋宜下。

阳明病，发热汗多者，急下之。

阳明与少阳合病，利而脉不负者为顺，脉数而滑者，有宿食，宜下之。

少阴病，得之二三日，口燥咽干者，急下之。

少阴病五六日，腹满，不大便者，急下之。

少阴病，下利清水，色青者，心下必痛，口干者，急下之。

下利，三部脉皆浮，按其心下坚者，宜下之。

下利，脉迟而滑者，实也，利未欲止，宜下之。

凡宜下，以汤，胜丸散。

凡服汤下，中病则止，不必尽三服。

问曰：人病有宿食，何以别之？答曰：寸口脉浮大，按之反涩，尺中亦微而涩，故知有宿食，宜下之。

凡病腹中满痛者，为实[7]，宜下之。

腹满不减，减不足言，宜下之。

伤寒六七日，目中不了了，睛不和，无表里症，大便难，身^[8]微热者，此为实，急下之。

脉双弦而迟，心下坚，脉大而紧者，阳中有阴，宜下之。

伤寒有热，而少腹满，应小便不利，今反利，此为血，宜下之。

病者烦热，汗出即解，复如疟，日晡所发者，属阳明，脉实者，当下之。

下利差，至其时复发，此为病不尽，宜复下之。

宜温第七

大法，冬宜服温热药。

师曰：病发热头痛，脉反沉，若不差，身体更疼痛，当救其里，宜温药四逆汤。

下利，腹胀满，身体疼痛，先温其里，宜四逆汤。

下利，脉迟紧，为痛未欲止，宜温之。

下利，脉浮大者，此为虚，以强下之故也，宜温之，与水必哕。

少阴病，下利，脉微涩，呕者，宜温之。

自利不渴者，属太阴，其藏有寒故也，宜温之。

少阴病，其人饮食入则吐，心中嗢嗢欲吐，复不能吐。始得之，手足寒，脉弦迟，若膈上有寒饮，干呕，宜温之。

少阴病，脉沉者，宜急温之。

下利欲食^[9]者，宜就温之。

忌火第八

伤寒，加火针必惊。

伤寒脉浮，而医以火迫劫之，亡阳，必惊狂，卧起不安。

伤寒，其脉不弦紧而弱，弱者必渴，被火，必谵语。

太阳病，以火熏之，不得汗，其人必躁，到经不解，必清血。

阳明病，被火，额上微汗出，而小便不利，必发黄。

少阴病，咳而下利，谵语，是为被火气劫故也，小便必难，为强责少阴汗也。

宜火第九

凡下利，谷道中痛，宜灸[10]枳实，若熬盐等熨之。

忌灸第十

微数之脉，慎不可灸，因火为邪，则为烦逆。

脉浮，当以汗解，而反灸之，邪无从去，因火而盛，病从腰以下必重而痹，此为火逆。

脉浮热甚，而反灸之，此为实，实以虚治，因火而动，咽燥，必唾血。

宜灸第十一

少阴病一二日，口中和，其背恶寒，宜灸之。

少阴病，吐利，手足逆，而脉不足，灸其少阴七壮。

少阴病，下利，脉微涩者即呕，汗者必数更衣，反少者，宜温其上，灸之。（一云灸厥阴五十壮）

下利，手足厥，无脉，灸之，主厥，厥阴是也。灸不温，反微喘者，死。

伤寒六七日，其脉微，手足厥，烦燥，灸其厥阴，厥不还者，死。

脉促，手足厥者，宜灸之。

忌刺第十二

大怒无刺，新内无刺，大劳无刺，大醉无刺，大饱无刺，大渴无刺，大惊无刺。

无刺熇熇之热，无刺漉漉之汗，无刺浑浑之脉，无刺病与脉相逆者。

上工刺未生，其次刺未盛，其次刺其衰。工逆此者，是谓伐形。

宜刺第十三

太阳病，头痛，至七日自当愈，其经竟故也。若欲作再经者，宜刺足阳明，使经不传则愈。

太阳病，初服桂枝汤，而反烦不解，宜先刺风池、风府，乃却与桂枝汤则愈。

伤寒，腹满而谵语，寸口脉浮而紧者，此为肝乘脾，名曰纵，宜刺期门。

伤寒发热，啬啬恶寒，其人大渴，欲饮酢浆者，其腹必满，而自汗出，小便利，其病欲解，此为肝乘肺，名曰横，宜刺期门。

阳明病，下血而谵语，此为热入血室，但头汗出者，刺期门，随其实而写之。

太阳与少阳合病，心下痞坚，颈项强眩[11]，宜刺大椎、肺俞、肝俞，勿下之。

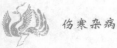

伤寒杂病论

妇人伤寒，怀身，腹满，不得小便，加从腰以下重，如有水气状。怀身七月，太阴当养不养，此心气实，宜刺，写劳宫及关元，小便利则愈。

伤寒喉痹，刺手少阴，穴在腕当小指后动脉是也，针入三分补之。

少阴病，下利便脓血者，宜刺。

忌水第十四

发汗后，饮水多者必喘，以水灌之亦喘。

下利，其脉浮大，此为虚，以强下之故也。设脉浮革，因尔肠鸣，当温之，与水必哕。

太阳病，小便利者，为水多，心下必悸。

宜水第十五

太阳病，发汗后，若大汗出，胃中干燥，烦不得眠，其人欲饮水，当稍饮之，令胃气和则愈。

厥阴，渴欲饮水，与水饮之则[12]愈。

呕而吐，膈上者，必思煮饼，急思水者，与五苓散饮之，水亦得也。

【校勘】
[1] 逆：《翼方》本无。
[2] 陷脉：此二字《翼方》本无。
[3] 淅淅：《翼方》本作"淅淅"，误。
[4] 虚浮：《翼方》本作"浮虚"。
[5] 冲：《翼方》本作"撞"。
[6] 饮：《翼方》本作"引"。

［7］ 实：《翼方》本作"寒"。

［8］ 身：《翼方》本无。

［9］ 食：《翼方》本其上有"饮"字。

［10］ 炙：涪陵本讹为"灸"，径改。

［11］ 眩：《翼方》本其上有"而"字，为是。

［12］ 则：《翼方》本作"即"。

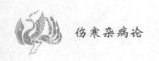

伤寒杂病论卷七

辨发汗吐下后病脉症篇第十六

本发汗而复下之，此为逆也；若先发汗，治不为逆。本先下之，而反汗之，为逆；若先下之，治不为逆。[1]

汗家，重发汗，必恍惚心乱，小便已，阴疼，与禹余粮丸。[2]

禹余粮丸方

禹余粮　赤石脂　生梓皮各三两　赤小豆半升

合四味，共为末，蜜丸如弹子大，以水二升，煮取一升，早暮各一服。

服桂枝汤，汗出，大烦渴不解，若脉洪大，与白虎汤。（方见前[3]）

发汗后，身体疼痛，其脉沉迟，桂枝加芍药生姜人参汤主之。

桂枝加芍药生姜人参汤方

桂枝三两　芍药四两　生姜四两　甘草二两,炙　大枣十二枚　人参三两

合六味，以水一斗二升，煮取三升，去滓，温服一升。本云桂枝汤，今加芍药、生姜、人参。

太阳病，发其汗而不解，其人发热，心下悸，头眩，身眴而动，振振欲擗地者，玄武汤主之。(方见前[4])

发汗后，其人脐[5]下悸，欲作奔豚，茯苓桂枝甘草大枣汤主之。

茯苓桂枝甘草大枣汤方

茯苓半斤　桂枝四两　甘草一两，炙　大枣十五枚

合四味，以水一斗，先煮茯苓，减二升，内诸药，煮取三升，去滓，温服一升，日三服。

发汗过多以后，其人又[6]手自冒[7]，心下悸，而欲得按之，桂枝甘草汤主之。

桂枝甘草汤方

桂枝四两　甘草二两，炙

合二味，以水三升，煮取一升，去滓，顿[8]服，即愈。

发汗，脉浮而数，复烦者，五苓散主之。(方见前[9])

发汗后，腹胀满，厚朴生姜半夏甘草人参汤主之。

厚朴生姜半夏甘草人参汤方

厚朴半斤[10]　生姜半斤　半夏半斤[11]　甘草二两，炙　人参一两

合五味，以水一斗，煮取三升，去滓，温服一升，日三服。

发其汗不解，而反恶寒者，虚故也，芍药甘草附子汤主之。

芍药甘草附子汤方

芍药　甘草炙，各三两　附子一枚，炮，去皮

合三味，以水三升，煮取一升二合，去滓，分温三服。

不恶寒，但热者，实也，当和其胃气，宜小承气汤。

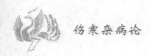

伤寒杂病论

（方见前[12]）

凡病，若发汗，若吐，若下，若亡血，无津液，而阴阳自和者，必自愈。

伤寒，吐下发汗后，心下逆满，气上冲[13]胸，起即头眩，其脉沉紧，发汗即动经，身为振摇，茯苓桂枝白术甘草汤主之。

茯苓桂枝白术甘草汤方

茯苓四两　桂枝三两　白术　甘草炙，各二两

合四味，以水六升，煮取三升，去滓，分温三服。

发汗吐下以后，不解，烦躁，茯苓四逆汤主之。

茯苓四逆汤方

茯苓四两　人参一两　甘草二两，炙　干姜一两半　附子一枚，生，去皮

合五味，以水五升，煮取二升，去滓，温服七合，日三服。

发汗吐下后，虚烦不得眠，剧者，反复颠倒，心中懊憹，栀子汤主之。若少气，栀子甘草汤主之。若呕者，栀子生姜汤主之。（栀子汤方见前[14]）

栀子甘草汤方

于栀子汤中，加甘草二两即是。

栀子生姜汤方

于栀子汤中，加生姜五两即是。

伤寒下后，烦而腹满，卧起不安，栀子厚朴汤主之。

栀子厚朴汤方

栀子十四枚　厚朴四两，炙　枳实四枚，炙

合三味，以水三升半，煮取一升半，去滓，分二服，

88

温进一服，得^[15]快吐，止后服。

下以后，发其汗，必振寒，又其脉细微^[16]。所以然者，内外俱虚故也。

发汗，若下之，烦热，胸中窒者，属栀子汤症。

下以后，复发其汗者，则昼日烦躁不眠，夜而安静，不呕不渴，而无表症，其脉沉微，身无大热，属附子干姜汤。

附子干姜汤方

附子一枚，生，去皮　干姜一两

合二味，以水三升，煮取一升，去滓，顿服即安。

太阳病，先下而不愈，因复发其汗，表里俱虚，其人因冒，冒^[17]家当汗出自愈。所以然者，汗出表和故也。表和，然后^[18]下之。

伤寒，医以丸药大下后，身热不去，微烦，栀子干姜汤主之。

栀子干姜汤方

栀子十四枚　干姜二两

合二味，以水三升半，煮取一升半，去滓，分二服，温进一服。得快吐，止后服。

脉浮数，法当汗出而愈，而下之，则身体重、心悸者，不可发其汗，当自汗出而解。所以然者，尺中脉微，此里虚，须表里实，津液自和，自汗出愈。

发汗以后，不可行桂枝汤。汗出而喘，无大热，与麻黄杏子石膏甘草汤。

麻黄杏子石膏甘草汤方

麻黄四两　杏子五十枚，去皮尖　石膏半斤，碎　甘草二两，炙合四味，以水七升，先煮麻黄一二沸，去上沫，内诸药，煮取三升，去滓，温进一升。本云黄耳杯。

伤寒吐下后，七八日不解，热结在里，表里俱热，时时恶风，大渴，舌上干燥而烦，欲饮水数升，白虎汤主之。（方见前[19]）

伤寒，吐下后未解，不大便五六日，至十余日，其人日晡所发潮热，不恶寒，犹如见鬼神之状，剧者发则不识人，循衣妄撮，怵惕不安，微喘直视，脉弦者生，涩者死。微者但发热谵语，与承气汤，若下者，勿复服。

大下后，口燥[20]，里虚故也。

【校勘】

[1] 本条《翼方》本"发汗吐下后病状第五"篇未见。依例及文义，"复下之"当作"反下之"。

[2] 本条《翼方》本"发汗吐下后病状第五"篇未见。禹余粮丸乃引明代医家王日休方，周扬俊《伤寒论三注》有载。

[3] 方见前：《翼方》本作"方见杂疗中"。

[4] 方见前：《翼方》本作"方见少阴门"。

[5] 脐：《翼方》本作"齐"，"脐"为"齐"的后出字。

[6] 叉：涪陵本、《翼方》本之"叉"字均刻如今字"义"。

[7] 冒：《翼方》本"冒"字下有两个"心"字，连后文作"自冒心，心下悸"。

[8] 顿：涪陵本写作"噸"（其简体字对应"吨"），误，径改。以下有部分地方同此，不再出注。

[9] 方见前：《翼方》本作"方见结胸门中"。

[10] 半斤：《翼方》本其下有"炙"字。

［11］半斤：《翼方》本作"半升"，下有"洗"字。

［12］方见前：《翼方》本作"方见承气门"，其下有"一云调胃承气汤"七字。

［13］冲：《翼方》本作"撞"。

［14］方见前：《翼方》本作"方见阳明门"。

［15］得：《翼方》本无。

［16］细微：《翼方》本作"微细"。

［17］冒：涪陵本讹作"胃"，径改。

［18］然后：《翼方》本作"故"。

［19］方见前：《翼方》本作"方见杂疗中"。

［20］口燥：《翼方》本其下有"者"字。

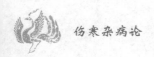

辨阴易病已后劳复脉症篇第十七

伤寒，阴易之为病，身体重，少气，少腹里急，或引阴中拘挛，热上冲胸，头重不欲举，眼中生花，卵^[1]胞赤，膝胫拘急，烧裈散主之。

烧裈散方

妇人里裈近阴^[2]处烧灰

右一味，水和服方寸匕，日三，小便即利，阴头微肿，此为愈。

大病已后，劳复，枳实栀子汤主之。

枳实栀子汤方

枳实三枚，炙　豉一升　栀子十四枚

合三味，以酢浆七升，先煎^[3]取四升，次内二味，煮取二升，内豉，煮五六沸，去滓，分温再服。若有宿食，内大黄如博棋子大五枚^[4]，服之愈。

伤寒差已后，更发热，小柴胡汤主之；脉浮者，以汗解之；脉沉实者，以下解之。

大病已后，腰以下有水气，牡蛎泽泻散主之。

牡蛎泽泻散方

牡蛎熬　泽泻　蜀漆洗　商陆　葶苈熬　海藻洗　栝蒌根各等分

合七味，捣为散，饮服方寸匕，日三服，小便即利。

伤寒解后，虚羸少气，气逆欲吐，竹叶石膏汤主之。

竹叶石膏汤方

竹叶二把　半夏半升，洗　麦门冬一升，去心　甘草炙　人参

各二两　**石膏**一斤，碎　**粳米**半升

合七味，以水一斗，煮取六升，去滓，内粳米，熟，汤成，温服一升，日三服。

大病已后，其人喜唾，久久不了，胸上有寒，当温之，宜理中丸。

病人脉已解，而日暮微烦者，以病新差，人强与谷，脾胃气尚弱，不能消谷，故令微烦，损谷即愈。

【校勘】

[1] 卵：《翼方》本作"痂"。

[2] 阴：《翼方》本作"隐"。

[3] 煎：《翼方》本作"煮"。

[4] 五枚：《翼方》本作"五六枚"。

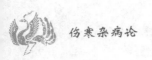

伤寒杂病论卷八

辨霍乱病脉症篇第十八

问曰：病有霍乱者，何也？答曰：呕吐而利，此为霍乱。

问曰：病者发热头痛，身体疼痛，恶寒而复吐利，当属何病？答曰：当为霍乱。霍乱吐下利止，复更发热也。

伤寒，其脉微涩，本是霍乱，今是伤寒，却四五日，至阴经上，转入阴，当利。本素呕、下利者不治；若其人即欲大便，但反失气，而不利者，是为属阳明，必坚，十二日愈。所以然者，经竟故也。

下利后当坚，坚能食者愈。今反不能食，到后经中，颇能食，复一经能食，过之一日当愈。若不愈，不属阳明也。

恶寒脉微而复利，利止必亡血。四逆加人参汤主之。[1]

四逆加人参汤方

四逆汤中加人参一两即是。

霍乱而头痛发热，身体疼痛，热多欲饮水，五苓散主之；寒多不用水者，理中汤主之。（五苓散方见前）[2]

理中汤方

人参　干姜　甘草炙　白术各三两

合四味，以水八升，煮取三升，去滓，温服一升，日三服。脐[3]上筑者，为肾气动，去术，加桂四两；吐多者，去术，加生姜三两；下利多者，复用术；悸者，加茯苓二两；渴者，加术至四两半；腹中痛者，加人参至四两半；寒者，加干姜至四两半；腹满者，去术，加附子一枚。服药后如食顷，饮热粥一升，微自温暖，勿发揭衣被。一方：蜜和丸，如鸡黄许大，以沸汤数合，和一丸，研碎，温服，日三夜二。腹中未热，益至三四丸，然不及汤。

吐利止，而身体痛不休，当消息和解其外，宜桂枝汤小和之。

吐利汗出，发热恶寒，四肢拘急，手足厥，四逆汤主之。

既吐且利，小便复利，而大汗出，下利清谷，里寒外热，脉微欲绝，四逆汤主之。[4]

吐已下断，汗出而厥，四肢不解，脉微欲绝，通脉四逆加猪胆汤主之。

通脉四逆加猪胆汤方

于通脉四逆汤中，加猪胆汁半合即是，服之其脉即出。无猪胆，以羊胆代之。

吐利发汗，其人脉平而小烦，此新虚不胜谷气故也。

【校勘】

[1] 此条并上条，涪陵本合为一条，今据通例分开。

[2] 方见前：《翼方》本作"见结胸门"。

[3] 脐：《翼方》本作"齐"。

[4] 此条并上条，《翼方》本合为一条。

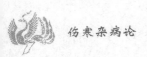

辨百合狐惑阴阳毒病脉症篇第十九

论曰：百合病者，百脉一宗，悉致其病也。意欲食，复不能食，常默默然[1]，欲卧不能卧，欲行不能行，欲[2]饮食，或有美时，或有不欲[3]闻食臭时，如寒无寒，如热无热，口苦，小便赤，诸药不能治，得药则剧吐利，如有神灵者，身形如和，其脉微数。每溺时头痛者，六十日乃愈；若溺时头不痛，淅淅然[4]者，四十日愈；若溺快然，但头眩者，二十日愈。其症或未病而预见，或病四五日而出，或[5]二十日，或一月后[6]见者，各随症治之。

百合病，发汗后者，百合知母汤主之。

百合知母汤方

百合七枚[7]　知母三两[8]

合二味[9]，先以水洗百合，渍一宿，当白沫出，去其水，别[10]以泉水[11]煎取一升，去滓，别以泉水二升煎知母，取一升，后合[12]煎，取一升五合，分温再服。

百合病，下之后者，百合滑石代赭石汤[13]主之。

百合滑石代赭石汤方

百合七枚　滑石三两，碎[14]　代赭石如弹丸大一[15]枚，碎[16]

合三味，先煎百合如前法[17]，别以泉水二升，煎滑石、代赭石[18]，取一升，去滓，后合和重煎，取一升五合，分温再[19]服。

百合病，吐之后者，百合鸡子黄汤[20]主之。

百合鸡子黄汤方

百合七枚　鸡子黄一枚

合二味，先煎百合如煎法，取一升，去滓，内鸡子黄，搅匀，煎五分，温服。

百合病，不经吐下发汗，病形如初者，百合地黄汤主之。

百合地黄汤方

百合七枚　生地黄汁一升

合二味，先煎百合如煎法，取一升，去滓，内地黄汁，煎取一升五合，温分再服。中病勿更服，大便当如漆。

百合病，一月不解，变成渴者，百合方洗之[21]。洗已，令食煮饼，勿以咸豉也[22]。设渴不差者，瓜蒌牡蛎散主之[23]。

百合洗方

百合一升[24]

以水一斗，渍之一宿，以洗身。

瓜蒌牡蛎散方

栝蒌根　牡蛎各等分

合二味，为细末，饮服方寸匕，日三服。

百合病，变发热者，百合滑石散主之。

百合滑石散方[25]

百合一两[26]　滑石三两

合二味为散，饮服方寸匕，日三服。当微利者，止服，热则除。

百合病，见于阴者，以阳法救之；见于阳者，以阴法救之。见阳攻阴，复发其汗，此为逆；见阴攻阳，乃复下之，此亦为逆。

狐惑之为病，状如伤寒，默默欲眠，目不得闭，卧起不安。蚀于喉为惑，蚀于阴为狐。不欲饮食，恶闻食臭，其面目乍赤、乍黑、乍白。蚀于上部则音嗄[27]，甘草人参泻心汤[28]主之。蚀于下部则咽干，苦参汤洗之。[29]蚀于肛者，雄黄熏之。[30]

甘草人参泻心汤方

甘草四两，炙　黄芩　干姜　人参各三两　半夏半升，洗　黄连一两　大枣十二枚[31]

合七味，以水一斗，煮取六升，去滓再煎，取三升[32]，温服一升，日三服。

苦参汤方[33]

苦参半斤　桃根白皮　柳叶　槐白皮各四两

合四味，以水三斗，煎取一斗，去滓，熏洗，日三。

雄黄熏法[34]

雄黄

一味[35]为末，筒瓦二枚合之，烧，向肛熏之。

病者脉数，无热，微烦，默默但欲卧，汗出。初得之三四日，目赤如鸠眼，七八日，目四眦皆[36]黑，若能食者，脓已成也，赤小豆当归散[37]主之。

赤小豆当归散方

赤小豆三升，浸令芽出，暴[38]干　当归十分

合二味，杵为散，浆水服方寸匕，日三服。

阳毒之为病，面赤斑，斑如锦纹[39]，咽喉痛，吐[40]脓血，五日可治，七日不可治，升麻鳖甲汤主之。

升麻鳖甲汤方

升麻　当归[41]　甘草炙，各二两　鳖甲手指大一片，炙　雄黄半两，研　蜀椒一两，炒去汗

合六味，以水四升，煮取一升，顿服之，老小再服，取汗。

阳毒病，其人身轻，腰背痛，烦闷不安，狂言，或走，或见鬼，或吐血、下利，脉浮大数者，得之伤寒一二日，或服药吐下后所致，五日可治，至七日不可治也，升麻汤主之。[42]

升麻汤方

升麻 甘草_{炙，各三两} 桂枝 当归 防风_{各二两} 蜀椒_{一两，炒去汗} 雄黄_{半两，研}

合七味，以水四升，煮取三升，温服取汗。

阴毒之为病，面目青，身痛如被杖，咽喉痛，五日可治，七日不可治，升麻鳖甲汤去雄黄蜀椒主之。

升麻鳖甲去雄黄蜀椒汤方

即升麻鳖甲汤原方，去雄黄、蜀椒，煎服如前法。[43]

阴毒病，其人身重背强，腹中绞痛，咽喉不利，毒气攻心，心下坚强，短气不得息，呕逆，唇青面黑，四肢厥冷，脉沉细坚数者，有伤寒初病一二日即得，或服药六七日以上至十日所致，五日可治，至七日不可治也，甘草细辛汤主之。[44]

甘草细辛汤方

升麻 甘草 当归 细辛_{各三两} 蜀椒_{一两，炒去汗} 鳖甲_{手指大一片，炙}

合六味，以水四升，煮取三升，温服取汗。

【校勘】

[1] 然：邓珍本无。

[2] 欲：邓珍本无。

［3］欲：邓珍本作"用"。

［4］渐渐然：邓珍本作"渐然"。

［5］或：邓珍本其下有"病"字。

［6］后：邓珍本作"微"。

［7］七枚：邓珍本其下有"擘"字。邓珍本百合用法多"擘"，如此例者，不再出注。

［8］三两：邓珍本其下有"切"字。邓珍本知母用法皆"切"，不再出注。

［9］合二味：邓珍本作"右"。邓珍本方后注于此处皆作"右"，或"右□味"，不再出注。

［10］别：邓珍本作"更"。

［11］泉水：邓珍本其下有"二升"二字。

［12］后合：邓珍本其上有"去滓"二字，其下有"和"字。

［13］百合滑石代赭石汤：邓珍本作"滑石代赭汤"，下同，不再出注。

［14］碎：邓珍本其下有"绵裹"二字。邓珍本滑石用法皆"绵裹"，不再出注。

［15］一：邓珍本作"乙"。邓珍本部分药物用量同此例，不再出注。

［16］碎：邓珍本其下有"绵裹"二字。邓珍本代赭石用法皆"绵裹"，不再出注。

［17］先煎百合如前法：邓珍本作"先以水洗百合，渍一宿，当白沫出，去其水，更以泉水二升，煎取一升，去滓"二十八字。以下用百合之煎方同此例，不再出注。

［18］石：邓珍本无。

［19］再：邓珍本无。

［20］百合鸡子黄汤：邓珍本作"百合鸡子汤"，下同，不

再出注。

[21] 百合方洗之：邓珍本作"百合洗方主之"，为是。

[22] 洗已，令食煮饼，勿以咸豉也：邓珍本此段文字在方后注中"以洗身"三字之下，作"洗已，食煮饼，勿以盐豉也"。

[23] 设渴不差者，瓜蒌牡蛎散主之：邓珍本另为一条，作"百合病，渴不差者，括蒌牡蛎散主之"。

[24] 百合一升：邓珍本其上有"右以"二字。

[25] 百合滑石散方：涪陵本脱此六字，依例径补。

[26] 一两：邓珍本其下有"炙"字。

[27] 音嗄：邓珍本作"声喝一作嗄"。

[28] 甘草人参泻心汤：邓珍本作"甘草泻心汤"，下同，不再出注。

[29] 蚀于下部则咽干，苦参汤洗之：邓珍本另作一条。

[30] 蚀于肛者，雄黄熏之：邓珍本另作一条。

[31] 甘草四两，炙……大枣十二枚：邓珍本之药味、用量均同，次序有别，作"甘草四两　黄芩　人参　干姜各三两　黄连乙两　大枣十二枚　半夏半升"，下同此例者，不再出注。又，邓珍本甘草用法多不"炙"，半夏用法多不"洗"，以下多同此例，不再一一出注。

[32] 取三升：此三字邓珍本无。

[33] 苦参汤方：邓珍本阙。

[34] 雄黄熏法：此四字邓珍本无。

[35] 一味：邓珍本其上有"右"字。

[36] 皆：邓珍本无，但于此处有小字注，作"一本此有'黄'字"。

[37] 赤小豆当归散：邓珍本作"赤豆当归散"，下同，不再出注。

[38] 暴：邓珍本作"曝"。

[39] 纹：邓珍本作"文"。

[40] 吐：邓珍本作"唾"。

[41] 当归：邓珍本当归用量为一两。

[42] 阳毒病，……升麻汤主之：此条邓珍本无，其下"升麻汤方"亦阙。但升麻鳖甲汤方后有小字注，作"《肘后》《千金方》阳毒用升麻汤，无鳖甲，有桂；阴毒用甘草汤，无雄黄。"

[43] 升麻鳖甲去雄黄蜀椒汤方……煎服如前法：邓珍本无。

[44] 阴毒病，……甘草细辛汤主之：此条邓珍本无，其下"甘草细辛汤方"亦阙。

辨疟病脉症篇第二十

师曰：疟脉自弦。弦数者，多热；弦迟者，多寒。弦沉[1]紧者，下之差；弦紧[2]者，可温之；弦浮[3]紧者，可发汗、针灸也；弦滑[4]大者，可吐之；弦数者，风发也，以饮食消息止之。

病疟，以月一日发，当十五日愈，设不差，当月尽解，如其不差，当云[5]何？师曰：此为结[6]癥瘕，名曰疟母，当[7]急治之，宜鳖甲煎丸。

鳖甲煎丸方

鳖甲炙　赤硝各十二分　乌扇烧　黄芩　鼠妇熬，各三分　桂枝尖　干姜　大黄　石韦去毛　厚朴　紫葳　半夏洗去涎　牡丹皮　阿胶　芍药　䗪虫各五分　柴胡　蜣螂熬，各六分　葶苈　人参各一分　瞿麦　桃仁去皮尖，各二分　蜂窠四分，炙[8]

合二十三味，为末，取煅灶下灰一斗，清酒一斛五升[9]，浸灰，俟[10]酒尽一半，著鳖甲于中，煮令泛烂如胶漆，绞取汁，内诸药，煎为丸，如梧子大，空心服七丸，日三服。

疟病解，数日复发，此非疟母，以日久极虚故也，当和其胃，阴阳和，必自愈，鳖甲理中丸调之。[11]

鳖甲理中丸方

鳖甲炙，十二片　人参　白术　干姜　麦门冬　甘草炙，各四两　半夏洗，二两　海藻　大戟各三两

合九味，为末，炼蜜作丸，如梧子大，以十丸煎黄酒，空心服，日三服，忌食生冷、油滑等物。

师曰：阴气孤绝，阳气独发，则热而少气烦冤，手足热而欲呕，名曰瘅疟。若但热不寒者，邪气内藏于心，外舍分肉之间，令人消烁肌肉[12]。

温疟者，其脉如平，身无寒，但热，骨节烦疼[13]，时呕，白虎加桂枝汤主之。

白虎加桂枝汤方

知母六两　石膏一斤，碎[14]　甘草二两，炙　粳米六合[15]
桂枝[16]三两

合五味，以水一斗，煮米熟汤成，去滓，温服一升，日三服。[17]

疟多寒者，名曰牡疟，蜀漆散主之，牡蛎汤亦主之[18]。

蜀漆散方

蜀漆洗[19]去腥　云母烧二日夜　龙骨各[20]等分

合三味，杵为散，未发前，以浆水服半钱匕[21]。

牡蛎汤方

牡蛎　麻黄各四两[22]　甘草二两　蜀漆三两，烧[23]去腥

合四味，以水八升，先煮麻黄、蜀漆[24]，去上沫，得六升，内诸药，煮取二升，温服一升。若吐，勿[25]更服。

疟病发渴者，柴胡去半夏加栝蒌根[26]汤主之，亦治劳疟。

柴胡去半夏加栝蒌根汤方

柴胡八两　人参　黄芩　生姜[27]　甘草炙，各三两　大枣十二枚　栝蒌根四两

合七味，以水一斗[28]，煮取六升，去滓，再煎取三升，温服一升，日三[29]服。初服微烦，复服汗出，便愈[30]。

【校勘】

[1] 沉：邓珍本作"小"。

[2] 紧：邓珍本作"迟"。

[3] 浮：邓珍本无。

[4] 弦滑：邓珍本作"浮"。

[5] 云：邓珍本作"如"。

[6] 为结：邓珍本作"结为"。

[7] 当：邓珍本无。

[8] 鳖甲炙……蜂窠四分炙：邓珍本作"鳖甲十二分炙 乌扇三分烧 黄芩三分 柴胡六分 鼠妇三分熬 干姜三分 大黄三分 芍药五分 桂枝三分 葶苈乙分熬 石韦三分去毛 厚朴三分 牡丹五分去心 瞿麦二分 紫葳三分 半夏一分 人参一分 （䗪虫）虫五分熬 阿胶三分炙 蜂窠四分熬 赤消十二分 蜣螂六分熬 桃仁二分"。又，涪陵本之"桂枝尖"在邓珍本均作"桂枝"，下同，不再出注。

[9] 升：邓珍本作"斗"。

[10] 俟：邓珍本作"候"。

[11] 疟病解，……鳖甲理中丸调之：此条邓珍本无，其下"鳖甲理中丸方"亦阙。但鳖甲煎丸方后有小字注，作"《千金方》用鳖甲十二片，又有海藻三分、大戟一分、䗪虫五分，无鼠妇、赤消二味，以鳖甲煎和诸药为丸"。

[12] 肌肉：邓珍本作"脱肉"。

[13] 烦疼：邓珍本作"疼烦"。

[14] 碎：邓珍本无。邓珍本石膏用法多不"碎"，以下不再出注。

[15] 粳米六合：邓珍本作"粳米二合"。涪陵本"粳"字部分地方写作"秔"，"秔"古通"粳"，今一例改为"粳"，不再一一出注。

[16] 桂枝：邓珍本其下有"去皮"二字。邓珍本桂枝用法或"去皮"，或不"去皮"，以下不再出注。

[17] 合五味，……日三服：邓珍本作"右剉，每服五钱，水一盏半，煎至八分，去滓，温服，汗出愈"。

[18] 牡蛎汤亦主之：此六字邓珍本无。涪陵本将邓珍本所附《外台》《千金》《古今录验》《近效》之方并入正文，以下只校其文字异同，不再出注说明；涪陵本据其自身体例所增之连接词不校。

[19] 洗：邓珍本作"烧"。

[20] 各：邓珍本无。

[21] 匕：邓珍本无。其下有"温疟加蜀漆半分，临发时服一钱匕"一十四字，并"一方云母作云实"七字小注。

[22] 牡蛎 麻黄各四两：邓珍本作"牡蛎四两熬 麻黄去节四两"。涪陵本与邓珍本之药物炮制互见有无，除特殊情况，以下不再出注。

[23] 烧：邓珍本无。

[24] 麻黄、蜀漆：邓珍本作"蜀漆、麻黄"。

[25] 勿：邓珍本其上有"则"字。

[26] 栝蒌根：邓珍本作"括蒌"，本篇下同，不再出注。

[27] 生姜：邓珍本生姜用为"二两"。

[28] 一斗：邓珍本作"一斗二升"。

[29] 三：邓珍本作"二"。

[30] 初服微烦，复服汗出，便愈：邓珍本此十字见于"柴胡桂姜汤"方后注。

辨中风历节脚气病脉症篇第二十一

夫风之为病，当半身不遂，或但臂不遂者，此为痹。脉似[1]微而数，中风使然。

寸口脉浮而紧，紧则为寒，浮则为风[2]，寒风[2]相搏，邪在皮肤。浮者血虚，络脉空虚，贼邪不泻，或左或右。邪气反缓，正气即急，正气引邪，喝僻不遂。邪在与络，肌肤不仁；邪在于经，即重不胜；邪在于府，即不识人；邪入于藏，舌即难言，口吐涎。

大风，四肢烦重，心中恶寒不足者，侯氏黑散主之。

侯氏黑散方

菊花四十分　白术　防风各十分　桔梗八分　黄芩五分　细辛　干姜　人参　茯苓　当归　川芎　牡蛎　矾石　桂枝各三分

合十四味，杵为散，酒服方寸匕，日一服。初服二十日，温酒调服。禁一切鱼肉、大蒜，常宜冷食，六十日止，即药积在腹中不下也。热食即下矣，冷食自能助药力。

寸口脉迟而缓，迟则为寒，缓则为虚。荣缓则为亡血，卫缓则为中风。邪气中经，则身痒而瘾疹，心气不足，邪气入中，则胸满而短气。

风[3]热瘫痫，风引汤主之。亦治大人风引，小儿惊痫瘛疭，日数发，医所不疗，大能除热。[4]

风引汤方

大黄　干姜　龙骨各四两　桂枝尖三两　牡蛎　甘草各二两　滑石　寒水石　赤石脂　白石脂　紫石英　石膏各六两

合十二味，杵，粗筛，以苇[5]囊盛之，取三指撮，井花水三升，煮三沸，温服一升。

病中风[6]，如狂状，妄行，独语不休，无热[7]，其脉浮者，宜防己地黄汤。

防己地黄汤方

防己　甘草各一分　桂枝尖　防风各三分

合四味，以酒一杯渍之[8]，绞取汁，生地黄二斤㕮咀，蒸之如斗米饭久，以铜器盛药[9]汁，更绞地黄汁，和分再服。

中风痱，身体不能自收持[10]，口不能言，冒昧不知痛处，或拘急不得转侧，续命汤主之。

续命汤方

麻黄　桂枝尖　甘草　干姜　石膏　当归　人参各三两
杏仁四十粒，去皮尖　芎劳一两五钱[11]

合九味，以水一斗，煮取四升，温服一升，当小汗，薄复脊，凭几坐，汗出则愈，不汗更服。无所禁，勿当风。

中风，但伏不得卧，咳逆上气，面目浮肿，续命汤主之。

中风，手足拘急，百节疼痛，烦热心乱，恶寒，经日不欲饮食，或心中热[12]，或腹满，或气逆，或悸，或渴，或先有寒者，独活细辛三黄汤主之。

独活细辛三黄汤[13]方

独活四分　细辛　黄芪各二分　麻黄五分　黄芩三分

合五味，以水六升，煮取二升，分温三服。一服小汗出，二服大汗出[14]。心热，加大黄二分；腹满，加枳实一枚；气逆，加人参三分；悸，加牡蛎三分；渴，加栝蒌根三分；先有寒者[15]，加附子一枚。

头风，大附子散摩之[16]。若剧者[17]，头眩重，苦极，不知食味，此属风虚，暖肌补中，益精气，术汤主之。

大附子散方

大附子一枚[18]   盐一两[19]

合二味，为散，沐了，以方寸匕，摩头[20]上，令药力行。

术附汤[21]方

白术二两   附子一枚半，炮去皮   甘草一两，炙

合三味，到，每五钱匕，生姜五片，大[22]枣一枚，水盏半，煎七分，去滓，温服。

寸口脉沉而弱，沉即主骨，弱即主筋，沉即为肾，弱即为肝。汗出入水中，如水伤心，历节痛[23]，黄汗出，故曰历节。

趺阳脉浮而滑，滑则谷气实，浮则汗自出。少阴脉浮而弱，弱则血不足，浮则为风，风血相搏，即疼痛如掣。盛人脉涩小，短气，自汗出，历节疼痛[24]，不可屈伸，此皆饮酒汗出，当风所致。

诸肢节疼痛，身体尪羸[25]，脚肿如脱，头眩短气，嗢嗢[26]欲吐，桂枝芍药知母汤主之。

桂枝芍药知母汤方

桂枝尖   知母   防风   白术各四两[27]   芍药三两   麻黄
附子   甘草各二两   生姜五两

合九味，以水七升，先煮麻黄减二升，去上沫，内诸药同煎[28]，取二升，温服七合，日三服。

味酸则伤筋，筋伤则缓，名曰泄；咸则伤骨，骨伤则

痿，名曰枯。枯泄相搏，名曰断泄，荣气不通，卫不独行，荣卫俱微，三焦无所御，四属断绝，身体羸瘦，独足肿大，黄汗出，胫冷，假令发热，便为历节也。

病历节不可屈伸，疼痛，乌头汤主之。

乌头汤方

乌头五枚，大附子亦可[29]　麻黄　芍药　黄芪　甘草炙，各三两

合五味，先将乌头㕮咀，以蜜三升，煎取二升，即出乌头，另四味[30]，以水三升，煮取一升，去滓，内蜜煎中，更煎之，服七合，不知尽服[31]。

病如伤寒症，先发热恶寒，肢疼痛，独足肿大者，此非历节，名曰脚气，于寒湿中求之。若胫不肿，而重弱者，湿热也，当责其虚，或痹或痛，或挛急，或缓纵，以意消息调之。[32]

病脚气疼痛，不可屈伸者，乌头汤主之。服汤已，其气冲心者，复与矾石汤浸之。[33]

矾石汤方

矾石二两

一味[34]，以浆水一斗五升，煎三五沸，浸脚良。

病脚气上冲，少腹不仁者，急治之，崔氏八味丸主之。若上气喘急者危，加呕吐者死。[35]

崔氏八味丸方

干地黄八两　山茱萸　薯[36]蓣各四两　泽泻　茯苓　牡丹皮各三两　附子一枚，炮　桂枝一两[37]

合八味，末之，炼蜜作[38]丸，如[40]梧子大，酒下十五丸，日再服。

越脾加术汤，治内[41]极热，则身体津脱，腠理开，汗大泄，厉风气，下焦脚弱。

越脾加术汤方

麻黄六两　石膏半斤　生姜[42]　甘草各二两　大枣十五枚
白术四两

合六味，以水六升，先煮麻黄，去上沫，内诸药，煮取三升，分三服。恶风，加附子一枚，炮，破八片[43]。

【校勘】

[1] 似：邓珍本无。

[2] 风：邓珍本作"虚"。

[3] 风：邓珍本作"除"。

[4] 亦治大人风引，……大能除热：邓珍本为小字注，作"治大人风引，少小惊痫瘈疭，日数十发，医所不疗，除热方。"

[5] 苇：邓珍本作"韦"。

[6] 中风：此二字邓珍本无。

[7] 热：邓珍本其上有"寒"字。

[8] 渍之：邓珍本其下有"一宿"二字。

[9] 药：邓珍本作"其"。

[10] 持：邓珍本无。

[11] 一两五钱：邓珍本阙。

[12] 心中热：邓珍本作"心热"。涪陵本此处六个或然症是从方后注文中补入。

[13] 独活细辛三黄汤：邓珍本作"《千金》三黄汤"。

[14] 一服小汗出，二服大汗出：邓珍本无二"出"字。

[15] 者：邓珍本无。

[16] 大附子散：邓珍本作"头风摩散"，下同，不再出注。

涪陵本此条为邓珍本两方证相合而成。

[17] 若剧者：此三字邓珍本无。

[18] 一枚：邓珍本其下有"炮"字。

[19] 一两：邓珍本作"等分"。

[20] 摩头：邓珍本作"巳摩疢"三字。

[21] 术附汤：邓珍本作"术附子汤"。

[22] 大：邓珍本无。

[23] 痛：邓珍本无。

[24] 痛：邓珍本无。

[25] 尪羸：邓珍本作"魁瘰"。

[26] 呕呕：邓珍本作"温温"。

[27] 白术各四两：邓珍本白术用量作"五两"。

[28] 先煮麻黄减二升，去上沫，内诸药同煎：此十五字邓珍本无，作"煮"字。

[29] 乌头五枚大附子亦可：邓珍本"乌头"作"川乌"，无"大附子亦可"五字，其下有"哎咀，以蜜二升，煎取一升，即出乌头"十一字小注。

[30] 先将乌头哎咀，……另四味：邓珍本作"哎咀四味"。

[31] 服：邓珍本其下有"之"字。

[32] 此条邓珍本无。

[33] 病脚气疼痛，……复与矾石汤浸之：邓珍本作"病历节不可屈伸，疼痛，乌头汤主之。乌头汤方治脚气疼痛，不可屈伸者。矾石汤治脚气冲心。"

[34] 一味：其上有"右"字。

[35] 病脚气上冲，……加呕吐者死：邓珍本作"崔氏八味丸治脚气上入，少腹不仁。"

[36] 薯：邓珍本作"署"。

[37] 附子一枚（炮） 一两：邓珍本作"桂枝 附子炮各

乙两"

[38] 作：邓珍本作"和"。

[40] 如：邓珍本无。

[41] 内：邓珍本作"肉"。

[42] 生姜：邓珍本用量为三两。

[43] 破八片：此三字邓珍本无。

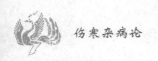

伤寒杂病论卷九

辨血痹虚劳病脉症篇第二十二

问曰：血痹之[1]病，从何得之？师曰：夫尊荣人，骨弱肌肤盛，重因疲劳汗出，卧不时动摇，加被微风，遂得之。但以脉自微涩，在寸口关上小紧，宜针引阳气，令脉和，紧去则愈。

血痹，阴阳俱微，寸口关上微，尺中小紧，外症身体不仁，如风痹状，黄芪桂枝五物汤主之。

黄芪桂枝五物汤方

黄芪　芍药　桂枝尖各三两　生姜六两　大枣十二枚

合五味，以水六升，煮取二[2]升，温服七合，日三服[3]。

夫男子平人，脉大为劳，脉[4]极虚亦为劳。

男子面色薄者，主渴及亡血，卒喘悸，脉浮者，里虚也。

男子脉虚沉弦，无寒热，短气里急，小便不利，面色白，时目眩[5]，兼衄，少腹满，此为劳使之然。

劳之为病，其脉浮大，手足烦，春夏剧，秋冬差[6]，阴寒精自出，酸削不能行。

男子脉浮弱而涩，为无子，精气清冷。

夫失精家，少腹弦急，阴头寒，目眩发落，脉极虚芤迟，为清谷，亡血失精，桂枝龙骨牡蛎汤主之。脉得诸芤动微紧，男子失精，女子梦交，天雄散主之。若虚弱，发热汗出不眠者，加减龙骨牡蛎汤主之。[7]

桂枝龙骨牡蛎汤方

桂枝尖　芍药　生姜　龙骨　牡蛎[8]各三两　甘草炙[9]，二两　大枣十二枚

合七味，以水七升，煮取三升，分温三服。

天雄散方

天雄炮　龙骨各三两　白术[10]　桂枝尖各六两

合四味，杵为散，酒服半钱匕，日三服。不知，稍增之。

加减龙骨牡蛎汤方

即桂枝龙骨牡蛎汤，除桂枝，加白薇、附子各三两，煎服如前法。[11]

男子平人，脉虚弱细微者，喜[12]盗汗也。

人年五六十，其病脉大者，痹侠背行，若[13]肠鸣，马刀侠瘿者，皆为劳得之。

脉沉小迟，名脱气，其人疾行则喘喝，手足逆寒，腹满，甚则溏泄，食不消化也。

脉弦而大，弦则为减，大则为芤，减则为寒，芤则为虚，虚寒相搏，此名为革。妇人则半产漏下，男子则亡血失精。

虚劳里急，悸衄，腹中痛，梦失精，四肢酸疼，手足烦热，咽干口燥，小建中汤主之。[14]

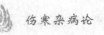

虚劳里急诸不足，或气短胸满，或腹满，或肺气虚损[15]，黄芪建中汤主之。

黄芪建中汤方[16]

即小建中汤内加黄芪三两，煎服依原法[17]。气短胸满者，加生姜足前成四两[18]；腹满者，加茯苓一两半[19]；及疗肺虚损不足、补气，加半夏三两。（小建中汤方见前）[20]

虚劳腰痛，少腹拘急，小便不利者，八味肾气丸主之。（方见前）[21]

虚劳不足，心中痛，食即气咽，喜忘，奄奄忽忽，若有所见，夜不能寐，合目欲眠，窗闻人语，苦惊，咽痛，口疮，大便难，时复溏泄，龙骨鳖甲茯苓丸主之。[22]

龙骨鳖甲茯苓丸方

龙骨　鳖甲炙　远志　菖蒲　当归　半夏洗　五味子　干姜　独活　防风　白蔹　紫菀[23]　阿胶　桔梗各二两　麦门冬　黄芪　茯苓　人参　桂枝尖各二两　生地黄　生姜各四两　大枣三十枚

合二十二味，为末，捣膏，炼蜜和丸，如梧子大。饮服十丸，日三，加至二十丸。散服亦佳。

虚劳诸不足，风气百疾，薯蓣丸方主之。

薯蓣丸方

薯[24]蓣三十分　甘草二十分[25]　当归　神曲[26]　豆黄卷　干地黄　桂枝尖各十分　人参　阿胶各七分　白术　麦门冬　芍药　芎藭　杏仁　防风各六分　茯苓　柴胡　桔梗各五分　干姜三分　白蔹二分　大枣百枚，为膏

合二十一味，末之，炼蜜为[27]丸，如弹子大，空腹酒服一丸，一百丸为剂。

虚劳虚烦不得眠，酸枣仁汤[28]主之。

酸枣仁汤[29]方

酸枣仁二升　甘草　芎䓖各一两　知母　茯苓各二两

合五味，以水八升，煮酸枣仁，得六升。内诸药，煮取三升，分温三服。

五劳虚极，羸瘦腹满，不欲[30]饮食，食伤、忧伤、饮伤、房室伤、饥伤、劳伤，经络荣卫气伤，内有干血，肌肤甲错，两目黯黑，缓中补虚，大黄䗪虫丸主之。

大黄䗪虫丸方

大黄十分，蒸　䗪虫半升　桃仁　杏仁　虻虫各一升　干地黄十两　水蛭　蛴螬各一百枚[31]　芍药四两　干漆一两　黄芩二两甘草三两

合十二味，末之，炼蜜和丸，小豆大，酒服[32]五丸，日三服。

虚劳不足，汗出而闷，脉结，心[33]悸，行动如常，不出百日，危急者，二[30]十一日死，炙甘草汤主之。（方见前[34]）

虚劳不足，如大风状，心痛彻背，背痛彻心，去来如常，或心烦闷，或腹胀痛，时寒时热，面色乍青乍黄，饮食不变，坐起无常，卒眩仆，不识人，名曰行尸。本强数损，劳伤五腧，入房大汗出，旋时任劳，或出当风，风入与水湿并，潜伏心下，邪正相搏，久久得之。其饮食起居如故，卒发不知者，以五内受气故也。设无王气，为难治，麻黄细辛附子续命汤主之。[35]

麻黄细辛附子续命汤方

麻黄三两　细辛　桂枝尖　芎䓖　防风　人参　芍药

秦艽　甘草炙　独活　防己　黄芩　白术　生姜　附子炮,
去皮,各二两　大枣十二枚

合十六味，㕮咀，以水一斗三升，先煮麻黄一沸，去
沫，内诸药，煮取五升，去滓，煎取三升，分三服。老小
久病，服五合。取汗，勿令见风，忌生冷、油腥等物。

冷劳，獭肝散主之，又主鬼疰，一门相染。

獭肝散方

獭肝一具,炙干

末之，水服方寸匕，日三服。

【校勘】

［1］之：邓珍本无。

［2］二：涪陵本讹为"三"，径改。

［3］日三服：邓珍本其下有"一方有人参"五字小注。

［4］脉：邓珍本无。

［5］眩：邓珍本作"瞑"。

［6］差：邓珍本作"瘥"。

［7］夫失精家，……加减龙骨牡蛎汤主之：邓珍本"桂枝
龙骨牡蛎汤主之"九字在"女子梦交"之后，在"桂枝龙骨牡
蛎汤方"后有小字注，作"《小品》云：虚羸浮热汗出者，除
桂，加白薇、附子各三分，故曰二加龙骨汤"。

［8］龙骨　牡蛎：邓珍本无用量。

［9］炙：邓珍本无。

［10］白术：邓珍本用量为"八两"。

［11］加减龙骨牡蛎汤方……，煎服如前法：邓珍本无，参
看校勘第［7］条。

［12］喜：邓珍本作"善"。

［13］若：邓珍本作"苦"。

［14］邓珍本此条下载下"小建中汤方"。

［15］或气短胸满，或腹满，或肺气虚损：此为涪陵本从方后注中补入。

［16］黄芪建中汤方：此六字邓珍本无。

［17］即小建中汤内加黄芪三两，煎服依原法：邓珍本作"于小建中汤内加黄芪一两半，余依上法"。

［18］足前成四两：此五字邓珍本无。

［19］加茯苓一两半：邓珍本其上有"去枣"二字。

［20］小建中汤方见前：此七字邓珍本无，其在上一条下录有"小建中汤方"。

［21］方见前：邓珍本作"方见脚气中"。

［22］此条邓珍本无。

［23］紫菀：涪陵本皆讹为"紫苑"，径改，不再出注。

［24］薯：邓珍本作"署"。

［25］二十分：邓珍本作"二十八分"。

［26］神曲：邓珍本作"曲"。

［27］为：邓珍本作"和"。

［28］酸枣仁汤：邓珍本作"酸枣汤"。

［29］欲：邓珍本作"能"。

［30］水蛭　蛴螬各一百枚：邓珍本作"水蛭百枚　蛴螬一升"。

［31］服：邓珍本其上有"饮"字。

［32］心：邓珍本无。

［33］二：邓珍本无。

［34］方见前：邓珍本无。

［35］此条邓珍本无。

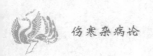

辨肺痿肺痈咳嗽上气病脉症篇第二十三

问曰：热在上焦者，因咳为肺痿。肺痿之病，从何得之？师曰：或从汗出，或从呕吐，或从消渴，小便利数，或从便难，又被快药下利，重亡津液，故得之。曰：寸口脉数，其人咳，口中反有浊唾涎沫者何？师曰：为肺痿之病，若口中辟辟燥，咳即胸中隐隐痛，脉又[1]滑数，此为肺痈，咳唾脓血。脉数虚者，为肺痿；数实者，为肺痈。

问曰：病咳逆，脉之何以知为肺痈？当有脓血，吐之则死，其脉何类？师曰：寸口脉浮[2]而数，浮[2]则为风，数则为热，浮[2]则汗出，数则恶寒。风中于卫，呼气不入，热过于荣，吸而不出。风伤皮毛，热伤血脉[3]，风舍[4]于肺，其人则咳，口干喘满，咽燥不渴，多[5]唾浊沫，时时振寒。热之所过，血为之凝滞，蓄[6]结痈脓，吐如米粥。始萌可救，脓成则死。

问曰：振寒发热，寸口脉滑而数，其人饮食起居如故，此为痈肿病。医者不知，以伤寒治之，病不愈，因唾以知有脓，脓之所在，何以别其处？师曰：假令痛在胸中者，为肺痈。其人脉数，咳唾有脓血，设脓未成，其脉自紧数，紧去但数，脓已成也。寸口脉数，趺阳脉紧，数则为热，紧则为寒，寒热相搏，故振寒而咳。[7]

趺阳脉浮缓，胃气如经，此为肺痈。[8]

寸口脉不出，反发汗，阳脉早索，阴脉不涩，三焦踟蹰，入而不出。阴脉不涩，身体反冷，其内反烦，多吐唇燥，小便反难，此为肺痿。伤于津液，便如烂瓜，亦如豚脑，但坐发汗故也。[9]

肺痿，其人欲咳不得咳，咳则出干沫，久久小便不利，甚者脉浮弱。[10]

师曰：肺痿咳唾，咽燥欲饮水者，自愈。自张口者，短气也。[11]

咳而口中自有津液，舌上胎滑者，此为寒，非肺痿也。[12]

上气，面浮肿，肩息，其脉浮大者[13]，不治；又加下利尤甚。

上气，喘而躁者，此为[14]肺胀，欲作风水，发其[15]汗，则愈。

肺痿，吐涎沫而不咳者，其人不渴，必遗溺[16]，小便数。所以然者，以上虚不能制下故也。此为肺中冷，必眩，多涎唾，甘草干姜汤以温之。若服汤已渴者，属消渴。

肺痿，涎唾多，心中温温液液者，炙甘草汤主之。（以上二方俱见前[17]）

肺痿，涎唾多，出血，心中温温液液者，甘草温液汤主之。[18]

甘草温液汤方

甘草三两

一味，㕮咀，以水三升，煮取一升半，分温三服。

肺痿，咳唾涎沫不止，咽燥而渴，生姜甘草汤主之。

生姜甘草汤方

生姜五两　甘草四两　人参三两　大枣十二[19]枚

合四味，以水七升，煮取三升，分温三服。

肺痿，吐涎沫，桂枝去芍药加皂荚汤主之。

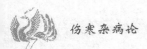

桂枝去芍药加皂荚汤方

桂枝尖　生姜_{各三两}　甘草_{二两，炙}　大枣_{十二枚}　皂荚_{一枚，}
去皮及子^[20]

合五味，以水七升，微^[21]火煮取三升，分温三服。

咳而上气，喉中水鸡声，射干麻黄汤主之。

射干麻黄汤方

麻黄　生姜_{各四两}　射干^[22]　细辛　紫菀　款冬花_{各三两}
五味子　半夏_{各半升}^[23]　大枣_{七枚}

合九味，以水一斗而升，先煮麻黄两沸，去上沫，内
诸药，煮取三升，分温再^[24]服。

咳逆上气，时时吐^[25]浊，但坐不得眠，皂荚丸主之。

皂荚丸方

皂荚_{八两，刮去皮，酥}^[26]_炙

一味^[27]，末之，蜜丸梧子大，以枣膏和汤，服三丸，
日三夜一服。

咳而脉浮者，厚朴麻黄汤主之。咳而脉沉者，泽漆汤
主之。^[28]

厚朴麻黄汤方

厚朴_{五两}　麻黄_{四两}　石膏_{如鸡子大}　杏仁^[29]　五味子_{半升}
半夏_{半升，洗}　小麦_{一升}　干姜_{二两}　细辛_{二两}

合九味，以水一斗^[30]，先煮小麦^[31]，去滓，内诸药，
煮取三升，温服一升，日三服。

泽漆汤方

泽漆_{三升}^[32]，以东流水五斗，煮取一斗五升　白前　紫
菀^[33]　生姜　紫参_{各五两}　半夏_{半升，洗}　桂枝尖　甘草　黄
芩　人参_{各二}^[34]_两

合十[35]味，㕮咀，以九味[36]内泽漆汤[37]中，煮取五升，温服五合，至夜尽。

火[38]逆上气，咽喉不利，止逆下气[39]，麦门冬汤主之。

麦门冬汤方

麦门冬七升　半夏一升，洗　人参　甘草各二两　粳米三合　大枣十二枚

合六味，以水一斗二升，煮取六升，温服一升，日三夜一服。

肺痈，喘不得卧，葶苈大枣泻肺汤主之。

葶苈大枣泻肺汤方

葶苈熬令黄色，捣丸，如弹子[40]大　大枣十二枚

合二味[41]，先以水三升，煮枣，取二升，去枣，内葶苈，煮取一升，顿服。

肺痈胸满胀，一身面目浮肿，鼻塞清涕出，不闻香臭酸辛，咳逆上气，喘鸣迫塞。先服小青龙汤一剂，却与葶苈大枣泻肺汤主之。(小青龙汤方见前)[42]

咳而胸满，振寒脉数，咽干不渴，时出浊唾腥臭，久久吐脓如米粥者，为肺痈，桔梗汤主之，桔梗白散亦可服[43]。

桔梗汤方

桔梗一两　甘草二两

合二味，以水三升，煮取一升，分温再服，则吐脓血也。

桔梗白散方

桔梗　贝母各三两[44]　巴豆一分，去皮心，熬黑[45]，研如脂

合三味，为散，强人饮[46]服半钱匕，羸者减之。病在膈上者，吐脓；在[47]膈下者，泻出。若下多不止，饮冷水一杯则定。

咳有微热，烦满，胸中甲错，是为肺痈，苇茎汤主之。

苇茎汤方

苇茎二升　薏苡仁半升　瓜瓣半升　桃仁五十粒

合四味，以水一斗，先煮苇茎，得五升，去滓，内诸药，煮取二升，服一升，再服，当吐如脓。

咳而上气，此为肺胀，其人喘，目如脱状，脉浮[48]者，越脾加半夏汤主之。

越脾加半夏汤方

麻黄六两　石膏半斤　半夏半升，洗　生姜三两　甘草二两，炙　大枣十二[49]枚

合六味，以水六升，先煮麻黄，去上沫，内诸药，煮取三升，分温三服。

肺胀，咳而上气，烦躁而喘，脉浮者，心下有水，小青龙加石膏汤[50]主之。

小青龙加石膏汤方

麻黄　芍药　桂枝尖　细辛　干姜　甘草炙，各三两　五味子　半夏洗，各半升　石膏二两

合九味，以水一斗，先煮麻黄，去上沫，内诸药，煮取三升，强人服一升，羸者减半[51]，日三服，小儿服四合。

【校勘】

[1] 又：邓珍本作"反"。

〔2〕寸口脉浮而数，浮则为风，数则为热，浮则汗出：此处三个"浮"字，邓珍本均作"微"。

〔3〕脉：邓珍本作"肺"。

〔4〕舍：邓珍本作"含"。

〔5〕多：邓珍本作"时"。

〔6〕蓄：邓珍本作"畜"。

〔7〕此条邓珍本无。

〔8〕此条邓珍本无。

〔9〕此条邓珍本无。

〔10〕此条邓珍本无。

〔11〕此条邓珍本无。

〔12〕此条邓珍本无。

〔13〕者：邓珍本无。

〔14〕此为：邓珍本作"属"。

〔15〕其：邓珍本无。

〔16〕溺：邓珍本作"尿"。

〔17〕以上二方俱见前：邓珍本作"方见虚劳"。

〔18〕此条邓珍本无。邓珍本附《千金》甘草汤作"甘草右一味，以水三升，煮减半，分温三服。"

〔19〕二：邓珍本作"五"。

〔20〕子：邓珍本其下有"炙焦"二字。

〔21〕微：邓珍本作"微微"。

〔22〕射干：邓珍本射干用量作"十三枚，一法三两"。

〔23〕半夏各半升：邓珍本半夏用量用法作"大者，洗，八枚，一法半升"。

〔24〕再：邓珍本作"三"。

〔25〕吐：邓珍本作"唾"。

〔26〕酥：邓珍本其上有"用"字。

[27] 一味：邓珍本其上有"右"字。

[28] 咳而脉沉者，泽漆汤主之：邓珍本另作一条，无"咳而"二字。

[29] 杏仁：邓珍本其下有"半升"二字，涪陵本脱。

[30] 一斗：邓珍本其下有"二升"二字。

[31] 小麦：邓珍本其下有"熟"字。

[32] 升：邓珍本作"斤"。

[33] 紫菀：邓珍本无。邓珍本"紫参五两"之下有"一作紫菀"四字。

[34] 二：邓珍本作"三"。

[35] 十：邓珍本作"九"。参看第[33]条校勘。

[36] 以九味：邓珍本无。

[37] 汤：邓珍本作"汁"。

[38] 火：邓珍本作"大"。

[39] 下气：邓珍本其下有"者"字。

[40] 子：邓珍本作"九"。

[41] 合二味：邓珍本作"右"。

[42] 此条邓珍本无。

[43] 桔梗白散亦可服：邓珍本为《外台》附方，涪陵本补入正文。

[44] 两：邓珍本作"分"。

[45] 去皮心，熬黑：邓珍本作"去皮熬"。

[46] 饮：涪陵本原作"饮食"，衍"食"字，径删。

[47] 在：邓珍本无。

[48] 浮：邓珍本其下有"大"字。

[49] 二：邓珍本作"五"。

[50] 汤：邓珍本（本书所据之钱校本）脱。

[51] 半：邓珍本作"之"。

辨奔豚气病脉症篇第二十四

师曰：病有奔豚，有吐脓，有惊怖，有火邪，此四部病，皆从惊发得之。

师曰：奔豚病，从少腹起，上冲咽喉，发作欲死，复还止，皆从惊恐得之。

奔豚，气上冲胸，腹痛，往来寒热，奔豚汤主之。

奔豚汤方

甘草　芎䓖　当归　黄芩　芍药各二两　半夏四两　生姜四两　生葛五两　甘李根白皮一升

合九味，以水二斗，煮取五升，温服一升，日三夜一服。

发汗后，烧针令其汗，针处被寒，核起而赤者，必发奔[1]豚，气从少[2]腹上冲[3]心者[4]，灸其核上各一壮，与桂枝加桂汤主之。（方见前[5]）

发汗后，其人[6]脐下悸者，欲作奔[7]豚，茯苓桂枝甘草大枣汤主之。（方见前[8]）

【校勘】

[1] 奔：邓珍本作"贲"。

[2] 少：邓珍本作"小"。

[3] 冲：邓珍本作"至"。

[4] 者：邓珍本无。

[5] 方见前：邓珍本无此三字，此处有"桂枝加桂汤方"。

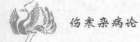

伤寒杂病论

[6] 其人：此二字邓珍本无。

[7] 奔：邓珍本作"贲"。

[8] 方见前：此三字邓珍本无，此处有"茯苓桂枝甘草大枣汤方"。

辨胸痹心痛短气病脉症篇第二十五

师曰：夫脉当取太过不及。阳微阴弦，即胸痹而痛，所以然者，责其极虚也。今阳微[1]，知在上焦，所以胸痹、心痛者，以其阴弦故也。

平人无寒热，短气不足以息者，实也。

胸痹之病，喘息咳唾，胸背痛，短气，寸口脉沉而迟，关上小紧数，瓜蒌[2]薤白白酒汤主之。

瓜蒌薤白白酒汤方

瓜蒌实一枚[3]　薤白半升　白酒七升

合三味，同煮，取二升，分温再服。

胸痹不得卧，心痛彻背者，瓜蒌薤白半夏汤主之。

瓜蒌薤白半夏汤方

瓜蒌实一枚,捣　薤白三两　半夏半斤,洗　白酒一斗

合四味，同煎[4]，取四升，温服三升，日三服。

胸痹，心中痞气，留结在胸[5]，胸满，胁下逆抢心，枳实薤白桂枝汤主之，桂枝人参汤亦主之。(方见前[6])

枳实薤白桂枝汤方

枳实四枚　薤白半升[7]　桂枝尖一两　厚朴四两　瓜蒌一枚,捣

合五味，以水五升，先煮枳实、厚朴，取二升，去滓，内诸药，煮[8]数沸，分温三服。

胸痹，胸中气塞，短气，茯苓杏仁甘草汤主之，橘皮枳实生姜汤[9]亦主之。

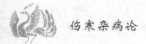

伤寒杂病论

茯苓杏仁甘草汤方

茯苓三两　杏仁五十枚[10]　甘草一两

合三味，以水一斗，煮取五升，温服一升，日三服，不差更服[11]。

橘皮枳实生姜汤方

橘皮一斤　枳实三两　生姜半斤

合三味，以水五升，煮取二升，分温再服。

胸痹缓急者，薏苡[12]附子散主之。

薏苡附子散方

薏苡仁十五两　大附子十枚，炮

合二味，杵为散，服方寸匕，日三服。

心中痞，诸逆，心悬痛，桂枝生姜枳实汤主之。

桂枝生姜枳实汤方

桂枝三两　生姜三两　枳实五枚

合三味，以水六升，煮取三升，分温三服。

心痛彻背，背痛彻心，乌头赤石脂丸主之。

乌头[13]赤石脂丸方

乌头一分，炮　蜀椒　干姜　赤石脂各一两　附子半两[14]

合五味，末之，蜜丸如梧子大，先食，服一丸，日三服。不知，稍加服[15]。

九种心疼[16]，九痛丸主之。兼治卒中恶，腹胀痛，口不能言，又治连年积冷流注心胸间[17]，并冷冲[18]上气，亦治[19]落马、坠车血疾等症[20]。

九痛丸方

附子三两，炮　生狼牙[21]炙香　巴豆去皮心，熬，研如膏　干姜　吴茱萸　人参各一两合六味，末之，炼蜜为^[22]丸，如梧子大。酒下，强人初服三丸，日三服，弱者二丸。忌口如常法。

【校勘】

[1] 微：邓珍本作"虚"。

[2] 瓜蒌：邓珍本作"括蒌"，下同，不再出注。

[3] 一枚：邓珍本其下有"捣"字。邓珍本用瓜蒌或捣或不捣，以下不再出注。

[4] 煎：邓珍本作"煮"。

[5] 心中痞气，留结在胸：邓珍本作"心中痞，留气结在胸"。

[6] 方见前：此三字邓珍本无，此处有"人参汤方"。

[7] 升：邓珍本作"斤"。

[8] 煮：涪陵本其下原有"取"字，疑衍，径删。

[9] 橘皮枳实生姜汤：邓珍本作"橘枳姜汤"。

[10] 枚：邓珍本作"个"。

[11] 不差更服：此四字邓珍本为小字注文。

[12] 薏苡：邓珍本其下有"仁"字，疑衍。

[13] 乌头：此二字邓珍本脱。

[14] 乌头一分（炮）　蜀椒　干姜　赤石脂各一两　附子半两：邓珍本"蜀椒一两（一法二分）　乌头一分（炮）　附子半两（一法一分）　干姜一两（一法一分）　赤石脂一两（一法二分）"。

[15] 不知，稍加服：此五字邓珍本为小字注文。

[16] 疼：邓珍本作"痛"。

[17] 间：邓珍本作"痛"。

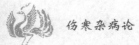

[18] 冲：邓珍本作"肿"。

[19] 亦治：此二字邓珍本无。

[20] 症：邓珍本作"皆主之"三字。

[21] 牙：涪陵本讹为"芽"，径改。

[22] 为：邓珍本无。

伤寒杂病论卷十

辨腹满寒疝宿食病脉症篇第二十六

趺阳脉微弦，法当腹满；不满者，必便难，两胁疼痛。此虚寒欲[1]下上也，当以温药服之。

病者腹满，按之不痛为虚，痛者为实，可下之。舌黄未下者，下之黄自去。

腹满时减，复加故，此为寒，当与温药。

病者痿黄，燥[2]而不渴，胃[3]中寒实，而利不止者死。

寸口脉弦者，即胁下拘急而痛，其人啬啬恶寒也。

夫中寒家，喜欠，其人清涕出，发热色和者，喜[4]嚏。

中寒，其人下利，以里虚也。欲嚏不能，此人肚中寒。

夫瘦人绕脐痛，必有风冷，谷气不行，而反下之，其气必冲。不冲者，心中[5]则痞。

病腹满、发热十日，脉浮而数，饮食如故，厚朴七物汤主之。

厚朴七物汤方

厚朴半斤　大黄三两　甘草三两　桂枝二两　生姜五两　枳实五枚　大枣十枚

合七味，以水一斗，煮取四升，温服八合，日三服。

下利[5]，去大黄；寒多者，加生姜至半斤。

腹中寒气，雷鸣切痛，胸胁逆满，呕吐，附子粳米汤主之。

附子粳米汤方

附子一枚，炮　粳米　半夏洗，各半升　甘草一两　大枣十枚

合五味，以水八升，煮米熟汤成，去滓，温服一升，日三服。

闭而痛[6]者，厚朴三物汤主之。

厚朴三物汤方

厚朴八两　大黄四两　枳实五枚

合三味，以水一斗二升，先煮二味，取五升，内大黄，煮取三升，温服一升，以利为度。

按之心下满痛，有潮热[7]者，此为实也，当下之，宜大柴胡汤。（方见前[8]）

腹满不减，减不足言，当[9]下之，宜大承气汤。（方见前[10]）

心胸中大寒痛，呕不能饮食，腹中满[11]，上冲皮起，出见有头足，上下痛而不可触近者[12]，大建中汤主之。

大建中汤方

蜀椒二合，炒去[13]汗　干姜四两　人参一两

合三味，以水四升，煮取三[14]升，去滓，内胶饴一升，微火煎，取二升[15]，分温再服。如一炊顷，可饮粥二升，后更服。当一日食糜粥[16]，温覆之。

胁下满[17]痛，发热，其脉紧弦，此寒也，以温药下之，宜大黄附子汤。

大黄附子汤方

大黄三两　附子三两[18]　细辛二两

合三味，以水五升，煮取二升，分温三服。若强人，煮取二升半，分温三服。服后如人行四五里，进一服。

寒气厥逆，赤丸主之。

赤丸方

乌头二两，炮　茯苓四两　半夏四两　细辛一两

合四[19]味，末之，内硃砂[20]为色，炼蜜为[21]丸，如麻子大，先食饮酒下[22]三丸，日再夜一服。不知稍增之，以知为度。

腹满[23]，脉弦而紧，弦则冲气不行，即恶寒，紧则不欲饮[24]食，邪正相搏，即为寒疝。寒疝先[25]绕脐痛，若发则自[26]汗出，手足厥冷[27]，大乌头煎主之。

大[28]乌头煎方

乌头大者五枚，熬，去皮，不必[29]咀

一味[30]，以水三升，煮取一升，去滓，内蜜二升，煎令水气尽，取二升。强人服七合，弱人服五合。不差，明日更服，不可一日更[31]服。

寒疝，腹中痛及胁痛，里急，其脉沉紧[32]者，当归生姜羊肉汤主之。

当归生姜羊肉汤方

当归三两　生姜五两　羊肉一斤

合三味，以水八升，煮取三升，温服七合，日三服。若寒多者，加生姜成一斤；痛多而呕者，加橘皮二两，白术一两。加生姜者，亦加水五升，煮取三升二合，服之。

寒疝，腹中痛，逆冷，手足不仁，若身疼痛，灸、刺、

诸药不能治，乌头[33]桂枝汤主之。

乌头桂枝汤方

乌头五枚[34]

一味[35]，以蜜二升[36]，煎减半，去滓，以桂枝汤五合解之，令得一升。后初服五合，不知，即服三合，又不知，复加至五合。其知者，如醉状，得吐者，为中病[37]。

其脉数而紧，乃弦，状如弓弦，按之不移。脉弦数[38]者，当下其寒。脉紧大而迟者，必心下坚。脉大而紧者，阳中有阴，可下之。

寒疝，腹中绞痛，贼风入攻五藏，拘急不得转侧，发作有时，令人阴缩，手足厥逆，乌头汤主之。（即上大乌头煎[39]）

心腹卒中痛者，柴胡桂枝汤主之。（方见前[40]）

中恶，心痛腹胀，大便不通，走马汤主之。

走马汤方

巴豆二枚，去皮心，熬　　杏仁二枚

合二味，以布包捶碎[41]，热汤二合，捻[42]取白汁饮之，当下。老小量之。通治飞尸鬼击病。

问曰：人病有宿食，何以别之？师曰：寸口脉浮而大，按之反涩，尺中亦大[43]而涩，故知有宿食，大承气汤主之。（方见前[44]）

脉数而滑者，实也，此有宿食，下之愈，宜大承气汤。

下利不欲[45]食者，此[46]有宿食也，当下之，宜大承气汤。

宿食在上脘，当吐之，宜瓜蒂散。（方见前[47]）

脉紧如转索无常者，宿食[48]也。

脉紧，头痛风寒，腹中有宿食不化也。

【校勘】

[1] 欲：邓珍本作"从"。

[2] 燥：邓珍本作"躁"。

[3] 胃：邓珍本作"胸"。

[4] 喜：邓珍本作"善"。

[5] 中：邓珍本作"下"。

[5] 下利：邓珍本其上有"呕者，加半夏五合"七字。

[6] 闭而痛：邓珍本作"痛而闭"。

[7] 有潮热：此三字邓珍本无。

[8] 方见前：此三字邓珍本无，此处有"大柴胡汤方"。

[9] 当：邓珍本其下有"须"字。

[10] 方见前：邓珍本无，此处有"大承气汤方"。

[11] 满：邓珍本作"寒"。

[12] 者：邓珍本无。

[13] 炒去：此二字邓珍本无。

[14] 三：邓珍本作"二"。

[15] 二升：邓珍本作"一升半"。

[16] 粥：邓珍本无。

[17] 满：邓珍本作"偏"。

[18] 三两：邓珍本作"三枚炮"。

[19] 四：邓珍本作"六"。邓珍本半夏下有小字注"一方用佳（当为'桂'之讹，注者按）"，细辛下有小字注"《千金》作人参"。

[20] 硃砂：邓珍本作"真朱"。

[21] 为：邓珍本无。

[22] 先食饮酒下：邓珍本作"先食酒饮下"。

[23] 满：邓珍本作"痛"。

[24] 饮：邓珍本无。

［25］先：邓珍本无。

［26］自：邓珍本作"汗"。

［27］手足厥冷：邓珍本其下有"其脉沉弦者"。

［28］大：邓珍本脱。

［29］必：邓珍本作"□"。

［30］一味：邓珍本作"右"。

［31］更：邓珍本作"再"。

［32］其脉沉紧：邓珍本无。

［33］乌头：邓珍本其上有"抵当"二字。

［34］五枚：邓珍本无，疑脱。

［35］一味：邓珍本其上有"右"字。

［36］升：邓珍本作"斤"。

［37］为中病：邓珍本其下有"桂枝汤方"。

［38］弦数：邓珍本作"数弦"。

［39］即上大乌头煎：邓珍本作"方见上"。

［40］方见前：此三字邓珍本无，此处有"柴胡桂枝汤方"。

［41］布包捶碎：邓珍本作"绵缠捶令碎"。

［42］捻：邓珍本作"撚"。

［43］大：邓珍本作"微"。

［44］方见前：此三字邓珍本无，此处有"大承气汤方"。

［45］欲：邓珍本作"饮"。

［46］此：邓珍本无。

［47］方见前：此三字邓珍本无，此处有"瓜蒂散方"。

［48］宿食：邓珍本其上有"有"字。

辨五藏风寒积聚病脉症篇第二十七

肺中风者，口燥而喘，头运而身重[1]，冒风[2]而肿胀。

肺中寒，吐浊涕。

肺死藏，浮之虚，按之弱如葱叶，下无根者，死。

肝中风者，头目眮，两胁痛，行常伛。令人嗜甘。

肝中寒者，两臂不举，舌本燥，善[3]太息，胸中痛，不得转侧，食则吐而汗出也。

肝死藏，浮之弱，按之如索不来，或曲如蛇行者，死。

肝著，其人常欲蹈其胸上，先未苦时，但欲饮热，旋覆花汤主之。[4]

旋覆花汤方

旋覆花三两　葱十四茎　新绛少许

合三味，以水三升，煮取一升，顿服之。

心中风者，翕翕发热，不能起，心中饥，食即呕吐。

心中寒者，其人苦病心如啖蒜状，剧者心痛彻背，背痛彻心，譬如虫注。其脉浮者，自吐乃愈。

心死藏，浮之实，如麻豆，按之益燥疾者，死。

心伤者，其人劳倦，即头面赤而下重，心中痛而自烦，发热，当脐跳，其脉沉[5]，此为心藏伤所致也。

邪哭使魂魄不安者，血气少也，血气少者属于心。心气虚者，其人则畏，合目欲眠，梦远行而精神离散，魂魄妄行。阴气衰者为狂，阳气衰者为癫[6]。

脾中风[7]，翕翕发热，形如醉人，腹中烦重，皮目眮眮而短气。

脾中寒，腹胀满而时痛，手足寒，吐而自利，食不化也。[8]

脾死藏，浮之大坚，按之如覆杯，洁洁状如摇者，死。

趺阳脉浮而涩，浮则胃气强，涩则小便数，浮涩相搏，大便则难[9]，其脾为约，麻子仁丸主之。（方见前[10]）

肾中风，心中烦，不得眠，四肢烦疼，呕而渴，咽痛，腹中痛，小便不利，泄利下重。[11]

肾中寒，下利清谷，腹痛而便难，身体痛，恶寒，骨节疼，身蜷沉重，手足拘急。[12]

肾死藏，浮之坚，按之乱如转丸，益下入尺中者，死。

肾着之病，其人身体重，腰中冷，如坐水中，形如水状，反不渴，小便自利，饮食如故。病属下焦，身劳汗出，表[13]里冷湿，久久得之。腰以下冷痛，腰[14]重如带五千钱，甘姜苓术汤主之。

甘姜苓术汤[15]方

甘草二两　白术二两　干姜四两　茯苓四两

合四味，以水五升，煮取三升，分温三服，腰中即温。一名肾着汤[16]。

问曰：三焦竭部，上焦竭，善噫，何谓也？师曰：上焦受中焦气未和，不能消谷，故能噫耳。下焦竭，即遗溺失便，其气不和，不能自禁制，不须治，久则愈。

师曰：热在上焦者，因咳为肺痿；热在中焦者，则为坚；热在下焦者，则溺[17]血，亦令淋闷[18]不通。大肠有寒者，则鹜溏；有热者，便肠垢。小肠有寒者，其人下重、便血；有热者，必痔。

问曰：病有积、有聚、有馨气，何谓也？师曰：积者，藏病也，终不移；聚者，府病也，发作有时，展^[19]转痛移，为可治；䅽气者，胁下痛，按之则愈，复发为䅽气。

诸积大法，脉来细而附骨者，乃积也。寸口，积在胸中；微出寸口，积在喉中；关上，积在脐旁；上关上，积在心下；微下关，积在脐^[20]少腹；尺中，积在气冲。脉出左，积在左；脉出右，积在右；脉两出，积在中央。各以其部处之。

【校勘】

[1] 头运而身重：邓珍本作"身运而重"。

[2] 风：邓珍本无。

[3] 善：邓珍本作"喜"。

[4] 旋覆花汤主之：邓珍本其下"旋覆花汤方"阙，其下有小字注"臣亿等校，诸本旋覆花汤方皆同"。

[5] 沉：邓珍本作"弦"。

[6] 阴气衰者为狂，阳气衰者为癫：邓珍本作："阴气衰者为癫，阳气衰者为狂"。

[7] 脾中风：邓珍本其下有"者"字。

[8] 此条邓珍本阙。

[9] 难：邓珍本作"坚"。

[10] 方见前：邓珍本无，此处有"麻子仁丸方"。

[11] 此条邓珍本阙。

[12] 此条邓珍本阙。

[13] 表：邓珍本作"衣"，其下有小字注"一作表"。

[14] 腰：邓珍本作"腹"。

[15] 甘姜苓术汤：邓珍本作"甘草干姜茯苓白术汤"。

[16] 一名肾着汤：此五字邓珍本无。

［17］溺：邓珍本作"尿"。

［18］闷：邓珍本作"秘"。

［19］展：邓珍本作"辗"。

［20］脐：邓珍本无。

辨痰饮咳嗽病脉症篇第二十八

问曰：夫饮有四，何谓也？师曰：有痰饮，有悬饮，有溢饮，有支饮。

问曰：四饮何以为异？师曰：其人素盛今瘦，水走肠间，沥沥有声，谓之痰饮。饮后水流在胁下，咳唾引痛，谓之悬饮。饮水流行，归于四肢，当汗出而不汗出，身体疼重，谓之溢饮。咳逆倚息，短气不得卧，其形如肿，谓之支饮。

水在心，心下坚筑，短气，恶水不欲饮。

水在肺，吐涎沫，欲饮水。

水在脾，少气身重。

水在肝，胁下支满，嚏而痛。

水在肾，脐下悸。

夫心下有留饮，其人背寒冷如掌[1]大。

留饮者，胁下痛引缺盆，咳嗽则转甚[2]。

胸中有留饮，其人短气而喘[3]，四肢历节痛，脉沉者，有留饮。

膈上病痰，满喘咳吐，发则寒热，背痛腰疼，目泣自出，其人振振身瞤剧，必有伏饮。

夫病人饮水多，必暴喘满。凡食少饮多，水停心下，甚者则悸，微者短气。脉双弦者，寒也，皆大下后里[4]虚；脉偏弦者，饮也。

肺饮不弦，但苦喘、短气。

支饮，亦喘而不能卧，加短气，其脉平也。

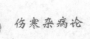

病痰饮者，当以温药和之。

心中有痰饮，胸胁支满，目眩，苓桂术甘汤主之。

苓桂术甘汤[5]方

茯苓三两　桂枝三两　白术三两　甘草二两

合四味，以水六升，煮取三升，分温三服，小便则利。

夫短气有微饮，当从小便去之，苓桂术甘汤主之，肾气丸亦主之。(即崔氏八味丸，方见前[6])

病者脉伏，其人欲自利，利反快，此为留饮欲去故也。虽利，心下续坚满[7]，甘遂半夏汤主之。

甘遂半夏汤方

甘遂大者三枚　半夏十二枚，以水一升，煮取半升，去渣[8]　芍药五枚[9]　通草大者如指拇长一枚[10]

合四味，以水二升，煮取半升，去滓，以蜜半升和药汁，煎取八合，顿服之。

脉浮而细滑，伤饮。

脉弦迟[11]，有寒饮，冬夏难治。

脉沉而弦者，悬饮内痛。病悬饮者，十枣汤主之。(方见前[12])

病溢饮者，当发其汗，大青龙汤主之，小青龙汤亦主之。(二方并见前[13])

膈间支饮，其人喘满，心下痞坚，面色黧黑，其脉沉紧，得之数十日，医吐[13]之不愈，木防己汤主之。虚者即愈，实者三日复发，复与不愈者，宜木防己汤去石膏加茯苓芒硝汤主之。

木防己汤方

木防己三[14]两　桂枝三[14]两　人参四两　石膏如鸡子大二枚[15]

合四味，以水六升，煮取二升，分温再服。

木防己去石膏加茯苓芒硝汤方

木防己二两　桂枝二两　人参四两　茯苓四两　芒硝三合

合五味，以水六升，煮取二升，去滓，内芒硝，再微煎，分温再服，微利则愈。

心下有支饮，其人苦冒眩，泽泻汤主之。

泽泻汤方

泽泻五两　白术二两

合二味，以水二升，煮取一升，分温再服。

支饮腹[16]满者，厚朴大黄汤主之。

厚朴大黄汤方

厚朴一尺　大黄六两　枳实四枚

合三味，以水五升，煮取二升，分温再服。

支饮不得息，葶苈大枣泻肺汤主之。（方见前[17]）

呕家本渴，渴者为欲解，今反不渴，心下有支饮故也，小半夏汤主之。

小半夏汤方

半夏一升，洗（一本五钱）　生姜半斤（一本四钱）

合二味，以水七升，煮取一升半，分温再服。

腹满，口舌干燥，此肠间有水气，己椒苈黄丸主之。若口中有津液，渴者，加芒硝半两[18]。

己椒苈黄丸[19]方

防己　椒目　葶苈[20]　大黄各一两

合四味，末之，蜜丸如梧子大，先食饮服一丸，日三服，稍增。

伤寒杂病论

卒呕吐，心下痞，膈间有水，眩悸者，小[21]半夏加茯苓汤主之。

小半夏加茯苓汤方

半夏一升　生姜半斤　茯苓四两[22]

合三味，以水七升，煮取一升五合，分温再服。

假令病[23]人脐下有悸，吐涎沫而巅[24]眩，此水气[25]也，五苓散主之。（方见前[26]）

胸[27]中有停痰宿水，自吐出水后，心胸间虚，气满不能食，茯苓汤主之。消痰气，令能食。

茯苓汤方

茯苓　人参　白术各三两　枳实二两　橘皮二两半　生姜四两

合六味，以水六升，煮取一升八合，分温再服。如人行八九里，进之。

咳家，其脉弦，为有水，十枣汤主之。（方见前[28]）

咳而时发热，脉卒弦者，此为胃中寒实所致也，当吐之。

夫有支饮家，咳烦，胸中痛者，不卒死，至一百日，或[29]一岁，宜十枣汤。

久咳数岁，其脉弱者，可治；实大数者，死。其脉虚者，必苦冒，其人本有支饮在胸中故也，治属饮家。

咳逆倚息不得卧，小青龙汤主之。青龙汤汗已，多唾，口燥[30]。

寸脉沉，尺脉微，手足厥逆，气从少[31]腹上冲胸咽，手足痹，其面翕热如醉状，因复下流阴股，小便难，时复冒者，与茯苓桂枝五味甘草汤，治其冲气[32]。

冲气即低，而反[33]咳、胸满者，用苓桂五味甘草汤去

146

桂枝加细辛、干姜[34]，以治其咳满。

咳满即止，而更复渴，冲气复发者，以细辛、干姜为热药也，服之当遂渴，而渴反止者，为支饮也。支饮者，法当冒，冒者必呕，仍与苓桂五味甘草汤如前法[35]，因呕[36]，复内半夏，以去其水气[37]。

水去呕止，其人形肿者，与原汤[38]加杏仁主之。其症应内麻黄，以其人遂痹，故不内之。若逆而内之者，必厥，所以然者，以其人血虚，麻黄发其阳故也。

若面热如醉，此为胃热上冲熏其面，与原汤[39]加大黄以利之。

茯苓桂枝五味甘草汤[40]方

茯苓四两　桂枝四两　五味子半升　甘草三两,炙

合四味，以水八升，煮取三升，去滓，分温三服[41]。

苓桂五味甘草去桂加姜辛汤方

即茯苓桂枝五味甘草汤原方，加干姜三两，细辛三两，煎服如前法。[42]

苓桂五味甘草加半夏汤方

即原方中加半夏半升（汤洗），煎服如前法。[43]

苓桂五味甘草加杏仁汤方

即原方中加杏仁半升（去皮尖，捣膏），煎服如前法。[44]

苓桂五味甘草加大黄汤方

即原方中加大黄三两，煎服如前法。[45]

病人一臂不遂，时复转移，着在一臂，其脉沉细，非风也，必有饮在上焦。其脉虚者，为微劳，荣卫气不周故

也，久之自差。[46]

先渴后呕，为水停心下，此为[47]饮家，小半夏加[48]茯苓汤主之。（原方见上，加茯苓四两[49]）

【校勘】

[1] 掌：邓珍本作"水"，误。

[2] 转甚：邓珍本作"辄已"，其下有小字注"一作转甚"。

[3] 喘：邓珍本作"渴"。

[4] 里：邓珍本作空格。

[5] 苓桂术甘汤：邓珍本作"茯苓桂枝白术甘草汤"。

[6] 即崔氏八味丸，方见前：邓珍本作"方见脚气中"。

[7] 虽利，心下续坚满：邓珍本此七字在"为留饮欲去故也"之上。

[8] 渣：邓珍本作"滓"。

[9] 枝：邓珍本作"枚"。

[10] 通草大者如指拇长一枝：邓珍本作"甘草如指大乙枚"，其下有小字注"一本作无"。

[11] 迟：邓珍本作"数"。

[12] 方见前：此三字邓珍本无，此处有"十枣汤方"。

[13] 二方并见前：此五字邓珍本无，此处有"大青龙汤方"、"小青龙汤方"。

[13] 吐：邓珍本其下有"下"字。

[14] 三：邓珍本作"二"。

[15] 如鸡子大二枚：邓珍本作"十二枚如鸡子大"。

[16] 腹：邓珍本作"胸"。

[17] 方见前：邓珍本作"方见肺痈中"。

[18] 若口中有津液，渴者，加芒硝半两：此句邓珍本在方后注"稍增"二字下，作"稍增，口中有津液。渴者，加芒硝

半两。"义胜。

[19] 巳椒苈黄丸：邓珍本作"防巳椒目葶苈大黄丸"。

[20] 葶苈：邓珍本其下有"熬"字。

[21] 小：邓珍本脱。

[22] 四两：邓珍本作"三两"，注曰"一法四两"。

[23] 病：邓珍本作"瘦"。

[24] 巅：邓珍本作"癫"。

[25] 气：邓珍本无。

[26] 方见前：此三字邓珍本无，此处有"五苓散方"。

[27] 胸：邓珍本其上有"心"字。

[28] 前：邓珍本作"上"。

[29] 或：邓珍本无。

[30] 青龙汤汗已，多唾，口燥：邓珍本此九字置于下条句首。"汗"作"下"。

[31] 少：邓珍本作"小"。

[32] 冲气：邓珍本作"气冲"。

[33] 反：邓珍本其下有"更"字。

[34] 苓桂五味甘草汤去桂枝加细辛干姜：邓珍本作"桂苓五味甘草汤去桂加干姜细辛"。

[35] 仍与苓桂五味甘草汤如前法：此十二字邓珍本无。

[36] 因呕：邓珍本作"呕者"。

[37] 气：邓珍本无。

[38] 与原汤：此三字邓珍本无。

[39] 与原汤：此三字邓珍本无。

[40] 茯苓桂枝五味甘草汤：邓珍本作"桂苓五味甘草汤"。

[41] 分温三服：邓珍本作"分三温服"。

[42] 苓桂五味甘草去桂加姜辛汤方 ……煎服如前法：邓珍本作"苓甘五味姜辛汤方 茯苓四两 甘草 干姜 细辛各三

两　五味子半升　右四味，以水八升，煮取三升，去滓，温服半升，日三。"

[43] 苓桂五味甘草加半夏汤方　……煎服如前法：邓珍本作"桂苓五味甘草去桂加干姜细辛半夏汤方　茯苓四两　甘草　细辛　干姜各二两　五味子　半夏各半升　右六味，以水八升，煮取三升，去滓，温服半升，日三。"

[44] 苓桂五味甘草加杏仁汤方　……煎服如前法：邓珍本作"苓甘五味加姜辛半夏杏仁汤方　茯苓四两　甘草三两　五味子半升　干姜三两　细辛三两　半夏半升　杏仁半升，去皮尖　右七味，以水一斗，煮取三升，去滓，温服半升，日三。"

[45] 苓桂五味甘草加大黄汤方　……煎服如前法：邓珍本作"苓甘五味加姜辛半杏大黄汤方　茯苓四两　甘草三两　五味子半升　干姜三两　细辛三两　半夏半升　杏仁半升　大黄三两　右八味，以水一斗，煮取三升，去滓，温服半升，日三。"

[46] 此条邓珍本无。"其脉沉细"涪陵本原作"其脉沉重细"，据《备急千金要方·卷十八·大肠腑方·痰饮第六》，"重"字衍，径删。

[47] 为：邓珍本作"属"。

[48] 加：邓珍本无。

[49] 原方见上，加茯苓四两：邓珍本作"方见上"。

伤寒杂病论卷十一

辨消渴小便不利淋病脉症篇第二十九

厥阴之为病，消渴，气上冲心，心中疼热，饥而不欲食，食即吐，下之不肯出。

寸口脉浮而迟，浮即为虚，迟即为劳，虚则卫气不足，劳则荣气竭。趺阳脉浮而数，浮即为气，数即消谷，而大便坚[1]，气盛则溲数，溲数则[2]坚，坚数相搏，即为消渴。

男子消渴，小便反多，以饮一斗，小便亦[3]一斗，肾气丸主之。（即崔氏八味丸，方见前[4]）

脉浮，小便不利，微热，消渴者，宜利小便、发汗，五苓散主之。（方见前[5]）

渴欲饮水，水入则吐者，名曰水逆，五苓散主之。

渴欲饮水不止者，文蛤散主之。（方见前[6]）

淋之为病，小便如粟状，小腹弦急，痛引脐中。

趺阳脉数，胃中有热，即消谷引饮[7]，大便必坚，小便则[8]数。

淋家不可发汗，发汗则必便血。

小便不利者，有水气，其人若渴，用瓜蒌瞿麦丸主之[9]。

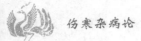
瓜蒌瞿麦丸方

薯[10]蓣　茯苓各三两　栝蒌根二两　瞿麦一两　附子一枚,炮

合五味,末之,炼蜜为[11]丸,如[12]梧子大,饮服二[13]丸,日三服。不知,增至七八丸,以小便利、腹中温为知。

小便不利,蒲灰散主之,滑石白鱼散、茯苓戎盐汤并主之。

蒲灰散方

蒲灰半[14]分　滑石二[15]分

合二味,杵为散,饮服方寸匕,日三服。

滑石白鱼散方

滑石　乱发烧　白鱼各二分

合三味,杵为散,饮服方寸[16]匕,日三服。

茯苓戎盐汤方

茯苓半斤　白术二两　戎盐弹丸大一枚

合三味,先将茯苓、白术煎成,入戎盐再煎,分温三服[17]。

渴欲饮水,口干舌燥者,白虎加人参汤主之。(方见前[18])

脉浮发热,渴欲饮水,小便不利者,猪苓汤主之。(方见前[19])

【校勘】

[1] 大便坚:邓珍本作"大坚",其下有小字注"一作紧"。

[2] 则:邓珍本作"即"。

[3] 亦:邓珍本无。

[4] 即崔氏八味丸,方见前:邓珍本作"方见脚气中"。

[5] 方见前:此三字邓珍本在下一条句末,作"方见上"。

［6］方见前：此三字邓珍本无，此处有"文蛤散方"。

［7］饮：邓珍本作"食"。

［8］则：邓珍本作"即"。

［9］之：邓珍本讹为"人"。

［10］薯：邓珍本作"署"。

［11］为：邓珍本无。

［12］如：邓珍本无。

［13］二：邓珍本作"三"。

［14］半：邓珍本作"七"。

［15］二：邓珍本作"三"。

［16］方寸：邓珍本作"半钱"。

［17］先将茯苓、白术煎成，入戎盐再煎，分温三服：此十七字邓珍本无。

［18］方见前：邓珍本作"方见中暍中"。

［19］方见前：此三字邓珍本无，此处有"猪苓汤方"。

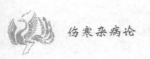

辨水气病脉症篇第三十

问曰：病有风水，有皮水，有正水，有石水，有黄汗。师曰[1]：风水，其脉自浮，外症骨节疼痛，恶风。皮水，其脉亦浮，外症胕[2]肿，按之没指，不恶风，其腹如鼓，不渴，当发其汗。正水，其脉沉迟，外症自喘。石水，其脉自沉，外症腹满不喘。黄汗，其脉沉迟，身发热，胸满，四肢头面肿，久不愈，必至痈脓。

脉浮而洪，浮则为风，洪则为气。风气相搏，风强则为瘾[3]疹，身体为痒，痒者[4]为泄风，久为痂癞；气强则为水，难以俛仰。风气相击，身体浮[5]肿，汗出乃愈。恶风则虚，此为风水；不恶风者，小便通利，上焦有寒，其口多涎[6]。

寸口脉沉滑者，中有水气，面目肿大，有热，名曰风水，视人之目窠[7]上微肿[8]，如蚕新卧起状，其颈脉动，时时咳，按其手足上，陷而不起者，风水。

太阳病，脉浮而紧，法当骨节疼痛，反不疼，身体反重而酸，其人不渴，汗出即愈，此为风水。恶寒者，此为极虚，发汗得之。渴而不恶寒者，此为皮水。身肿而冷，状如周痹，胸中窒，不能食，反聚痛，暮躁不得眠，此为黄汗，痛在骨节。咳而喘，不渴者，此为肺[9]胀，其状如肿，发汗则愈。然诸病此者，渴而下利，小便数者，皆不可发汗。[10]

里水者，一身面目黄肿，其脉沉，小便不利，故令病水。假令[11]小便自利，此亡津液。故令渴也，越脾加术汤

主之。（方见前[12]）

跌阳脉当伏，今反紧，本自有寒，疝瘕，腹中痛，医反下之，即[13]胸满短气。

跌阳脉当伏，今反数，本自有热，消谷，小便数，今反不利，此为欲作水。

寸口脉浮而迟，浮脉则热，迟脉则潜，热潜相搏，名曰沉。跌阳脉浮而数，浮脉即热，数脉即止，热止相搏，名曰伏。沉伏相搏，名曰水。沉则络脉虚，伏则小便难，虚难相搏，水走皮肤，即为水矣。

寸口脉弦而紧，弦则卫气不行，即恶寒，水不活[14]流，走于肠间。

少阴脉紧而沉，紧则为痛，沉则为水，小便即难。

脉得诸沉，当责有水，身体肿重，水病脉出者，死。[15]

夫水病人，目下有卧蚕，面目鲜泽，脉伏，其人消渴。病水腹大，小便不利，其脉沉绝者，有水，可下之。

问曰：病下利后，渴欲[16]饮水，小便不利，腹满因肿者，何也？答曰：此法当病水，若小便自利，及汗出者，当自[17]愈。

心水者，其身重而少气，不得卧，烦而燥。肝水者，其腹大，不能自转侧，胁下腹中[18]痛，时时津液微生，小便续通。肺水者，其身肿，小便难，时时鸭溏。脾水者，其腹大，四肢苦重，津液不生，但苦少气，小便难。肾水者，其腹大，脐重腰痛，不得溺，阴下湿，如牛鼻上汗，其足逆冷，面反瘦，其人阴肿[19]。

师曰：诸有水者，腰以下肿，当利小便，腰以上肿，当发汗，乃愈。

伤寒杂病论

师曰：寸口脉沉而迟，沉则为水，迟则为寒，寒水相搏，趺阳脉浮，水谷不化，脾气衰则鹜溏，胃气衰则身重[20]。少阳脉革[21]，少阴脉细，男子则小便不利，妇人则经水不通，经为血，血不利则为水，名曰血分。

师曰：寸口脉沉而数，数则为出，沉则为入，出则为阳实，入则为阴结。趺阳脉微而弦，微则无胃气，弦则不得息。少阴脉沉而滑，沉则为在里，滑则为实，沉滑相搏，血结胞门，其瘕不泻，经络不通，名曰血分。[22]

问曰：病有血分、水分，何也？师曰：经水前断，后病水，名曰血分，此病难治；先病水，后经水断，名曰水分，此病易治。何以故？去其水，其经自下。[23]

问曰：病者苦水，面目身体四肢皆肿，小便不利。脉之不言水，反言胸中痛，气上冲咽，状如炙肉，当微喘咳[24]，审如师言，其脉何类？师曰：寸口脉沉而紧，沉为水，紧为寒，沉紧相搏，结在关元。始时尚微，年盛不觉，阳衰之后，荣卫相干，阳损阴盛，结寒微动，肾气上冲，咽喉[25]塞噎，胁下急痛。医以为留饮而大下之，气系[26]不去，其病不除；复重吐之，胃家虚烦，咽燥欲饮水，小便不利，水谷不化，面目手足浮肿；又与葶苈丸下水，当时如小差，食饮过度，肿复如前，胸胁苦痛，象若奔豚，其水扬溢，则浮咳喘逆。当先攻击冲气，令止，乃治咳；咳止，其喘自差。先治新病，病当在后。

风水，脉浮，身重，汗出恶风者，防己黄芪汤主之。腹痛者[27]，加芍药。（方见前[28]）

风水，脉浮，浮为在表，其人头汗出，表无他病，病者言但下重，从腰以上为和，腰以下当肿及阴，难以屈伸，

156

防己黄芪汤主之。[29]

风水恶风，一身悉肿，脉浮不渴，续自汗出，无大热，越脾汤主之。

越脾汤方

麻黄六两　石膏半斤　生姜三两　甘草二两　大枣十二[30]枚

合五味，以水六升，先煮麻黄，去上沫，内诸药，煮取三升，分温三服。恶风，加附子一枚；风水，加术四两。

皮水为病，四肢肿，水气在皮肤中，四肢聂聂动者，防己茯苓汤主之。

防己茯苓汤方

防己　黄芪　桂枝各三两　茯苓六两　甘草二两

合五味，以水六升，煮取二升，分温三服。

里水，越脾加术汤主之，甘草麻黄汤亦主之。(前方详上[31])

甘草麻黄汤方

甘草二两　麻黄四两

合二味，以水五升，先煮麻黄，去上沫，内甘草，煮取三升，温服一升。重覆令[32]汗出，不出，再服。慎风寒。

水之为病，其脉沉小，属少阴。浮者为风，无水，虚胀者为风水，发其汗即已[33]。脉沉者宜麻黄附子汤，浮者宜杏子汤。

麻黄附子汤方

麻黄三两　附子一枚，炮　甘草二两

合三味，以水七升，先煮麻黄，去上沫，内诸药，煮取二升半，温服八合，日三服。

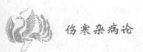

杏子汤方[34]

杏子　苏子各一升　半夏一两,洗　生姜　桂枝各四两　麦门冬　人参　橘皮　白前各三两

合九味，以水九升，煮取二升五合，去滓，分三服。

皮水者[35]，蒲灰散主之。（方见前[36]）

问曰：黄汗之为病，身体肿，发热，汗出而渴，状如风水，汗沾衣，色正黄如柏[37]汁，脉自沉，从何得之？师曰：以汗出入水中浴，水从汗孔入，得之，宜黄芪芍药桂枝苦酒汤主之。服后当心烦，服至五六日，乃解；若心烦不止，以苦酒阻故也[38]。

黄芪芍药桂枝苦酒汤方

黄芪五两　芍药　桂枝各三两　苦酒一升

合四味，以水七升，合煮取三升，分温三服[39]。

黄汗之病，两胫自冷，假令发热，此属历节。食出汗已，又身常暮盗汗出者，此荣[40]气也。若汗出已，反发热者，久久其身必甲错；发热不止者，必生恶疮；若身重，汗出已转[41]轻者，久久必身瞤，瞤即胸中痛，又从腰以上必汗出，下无汗，腰髋弛痛，如有物在皮中状，剧者不能食，身疼重，烦躁，小便不利，此为黄汗，桂枝加黄芪汤主之。

桂枝加黄芪汤方

桂枝　芍药　生姜各三两　甘草　黄芪各二两　大枣十二枚

合六味，以水八升，煮取三升，温服一升。须臾，啜热粥[42]一升余，以助药力，温覆[43]取微汗。若不汗，更服。

师曰：寸口脉迟而涩，迟则为寒，涩为血不足。趺阳脉微而迟，微则为气，迟则为寒。寒气不足，即[44]手足逆冷；手足逆冷，则荣卫不利；荣卫不利，则腹满胁鸣相逐，气转膀胱，荣卫俱劳。阳气不通，即身冷；阴气不通，即骨疼。阳前通则恶寒，阴前通则痹不仁。阴阳相得，其气乃行，大气一转，其气乃散。实则失气，虚则遗溺[45]，名曰气分。

气分之病[46]，心下坚大如盘，边如旋杯[47]，桂甘姜枣麻辛附子汤[48]主之。

桂甘姜枣麻辛附子汤方[49]

桂枝 生姜各[50]三两 甘草 麻黄 细辛各二两 附子一枚,炮 大枣十二枚

合七味，以水七升，先[51]煮麻黄，去上沫，内诸药，煮取二升，分温三服。当汗出，如虫行皮中，即愈。

病者[52]，心下坚大如盘，边如旋杯，水饮所作者[53]，枳术汤主之。腹中软，即当散也[54]。

枳术汤方

枳实七枚 白术二两

合二味，以水五升，煮取三升，分温三服。

【校勘】

[1] 问曰，病有风水，有皮水，有正水，有石水，有黄汗。师曰：邓珍本无"问曰"二字，"师曰"二字置于句首。

[2] 胕：涪陵本讹为"肘"，径改。

[3] 瘾：邓珍本作"隐"。

[4] 者：邓珍本无。

[5] 浮：邓珍本作"洪"。

[6] 其口多涎：邓珍本其下有"此为黄汗"四字。

［7］窠：邓珍本作"裹"。

［8］肿：邓珍本作"擁（拥）"。

［9］肺：邓珍本作"脾"。

［10］此条中"渴而不恶寒者，……状如周痹"、"胸中窒，……此为黄汗"、"痛在骨节……，皆不可发汗"在涪陵本各另为一条，文隔义断，今据邓珍本合之。

［11］令：邓珍本作"如"。

［12］前：邓珍本作"下"。

［13］即：邓珍本其上有"下之"二字。

［14］活：邓珍本作"沾"。

［15］邓珍本此条与上条合为一条。

［16］欲：邓珍本无。

［17］当自：邓珍本作"自当"。

［18］中：邓珍本无。

［19］其人阴肿：邓珍本此四字在"心水者，……烦而躁"之下。

［20］重：邓珍本作"肿"。

［21］革：邓珍本作"卑"。

［22］此条邓珍本无。

［23］此条邓珍本无。

［24］喘咳：邓珍本作"咳喘"。

［25］咽喉：邓珍本作"喉咽"。

［26］系：邓珍本作"击"。

［27］者：邓珍本无。

［28］方见前：此三字邓珍本无，此处有"防己黄芪汤方"。

［29］涪陵本此条乃是将《外台》附方转入正文。邓珍本少一"浮"字，无"言"字。

［30］二：邓珍本作"五"。

[31] 前方详上：邓珍本作"越婢加术汤方见上，于内加白术四两，又见脚气中"。

[32] 令：邓珍本无。

[33] 浮者为风，无水，虚胀者为风水，发其汗即已：邓珍本后一"风"字作"气"，且句读大异，作"浮者为风，无水虚胀者为气，水，发其汗即已"。

[34] 杏子汤方：邓珍本阙药味药量，其下有小字注"未见，恐是麻黄杏仁甘草石膏汤"。

[35] 皮水者：邓珍本其上有"厥而"二字。

[36] 方见前：邓珍本作"方见消渴中"。

[37] 柏：邓珍本讹为"蘗"。

[38] 服后当心烦，……以苦酒阻故也：此二十三字邓珍本在方后注句末。

[39] 苦酒一升　合四味，以水七升，合煮取三升，分温三服：邓珍本作："右三味，以苦酒一升，水七升，相合，煮取三升，温服一升"。

[40] 荣：邓珍本作"劳"。

[41] 转：邓珍本作"辄"。

[42] 啜热粥：邓珍本作"饮热稀粥"。

[43] 覆：邓珍本作"服"。

[44] 即：邓珍本作"则"。

[45] 溺：邓珍本作"尿"。

[46] 之病：此二字邓珍本无。

[47] 边如旋杯：邓珍本其下有"水饮所作"四字。

[48] 桂甘姜枣麻辛附子汤：邓珍本作"桂枝去芍药加麻辛附子汤"。

[49] 桂甘姜枣麻辛附子汤方：邓珍本作"桂枝去芍药加麻黄细辛附子汤方"。

［50］各：邓珍本脱。

［51］先：邓珍本无。

［52］病者：此二字邓珍本无。

［53］者：邓珍本无。

［54］腹中软，即当散也：此七字邓珍本在方后注句末。

伤寒杂病论卷十二

辨黄疸病脉症篇第三十一

寸口脉浮而缓，浮则为风，缓则为痹，痹非中风，四肢苦烦，脾色必黄，瘀热以行。趺阳脉紧而数，数则为热，热即消谷，紧则为寒，食即为满。尺脉浮为伤肾，趺阳脉紧为伤脾，风寒相搏，食谷即眩，谷气不消，胃中苦浊，浊气下流，小便不通，阴被其寒，热流膀胱，身体尽黄，名曰谷疸。

额上黑，微汗出，手足中热，薄暮即发，膀胱急，小便自利，名曰女劳疸。腹如水状，不治。

心中懊侬而热，不能食，时欲吐，名曰酒疸。

阳明病脉迟者，食难用饱，饱则发烦，头眩，必小便难[1]，此欲作谷疸。虽下之，腹满如故，所以然者，脉迟故也。

夫病酒黄疸，必小便不利，其候心中热，足下热，是其症也。

酒黄疸者，或无热，言靖了了[2]，腹满欲吐，鼻燥。其脉浮者，先吐之；沉弦者，先下之。

酒疸，心中热，欲吐者，吐之愈。

酒疸下之，久久为黑疸，目青面黑，心中如噉蒜齑状，大便正黑，皮肤爪之不仁。其脉浮弱，虽黑微黄，故知之。

师曰：病黄疸，发热微[3]喘，胸满口燥者，以病发时，火劫其汗，两热所得。然黄家所得，从湿得之，一身尽发热而黄，肚热，热在里，当下之。

脉沉，渴欲饮水，小便不利者，皆发黄。

腹满，身[4]痿黄，躁不得眠[5]，属黄家。

黄疸之病，当以十八日为期，治之十日以上差[6]，反剧[7]为难治。

疸而渴者，其疸难治；疸而不渴者，其疸可治。发于阴部，其人必呕；阳部，其人振寒而发热也。

谷疸之为病，寒热不食，食即头眩，心胸不安，久久发黄，为谷疸，茵陈蒿汤主之。[8]

黄家，日晡所发热，而反恶寒，此为女劳得之。膀胱急，少腹满，身尽黄，额上黑，足下热，因作黑疸。其腹胀如水状，大便必黑，时溏，此女劳之病，非水也，腹满者难治。消石矾石散主之。

消石矾石散方[9]

消石熬黄[10]　矾石烧，等分

合二味，为散，以大麦粥汁，和服方寸匕，日三服。病随大小便去，小便正黄，大便正黑，是其[11]候也。

酒黄疸，心中懊憹，或热痛，栀子大黄汤主之。

栀子大黄汤方

栀子十四枚　大黄二[12]两　枳实五枚　豉一升

合四味，以水六升，煮取二升，分温三服。

诸病黄家，但利其小便。假令脉浮，当以汗解之，宜

桂枝加黄芪汤主之。_{（方见前[13]）}

诸黄，猪膏发煎主之。

猪膏发煎方

猪膏_{半斤}　乱发_{如鸡子大三枚}

合二味，和膏中煎之，发消药成，分再服，病从小便出。

诸黄，瓜蒂散主之。_{（方见前[14]）}

黄疸病，小便不利者[15]，茵陈五苓散主之。

茵陈五苓散方

茵陈蒿_{十分，末[16]}　五苓散_{五分}

合和[17]，先食饮服方寸匕，日三服。

黄疸，腹满，小便不利而赤，自汗[18]出，此为表和里实，当下之，宜大黄硝[19]石汤。

大黄硝石汤方

大黄_{四两}　黄柏_{四两}　硝石_{四两}　栀子_{十五枚}

合四味，以水六升，煮取三[20]升，去滓，内硝，更煮一升[21]，顿服。

黄疸病，小便色不变，欲自利，腹满而喘，不可除热，热除必哕。哕者小半夏汤主之。_{（方见前[22]）}

诸黄，腹痛而呕者，宜柴胡汤。_{（必小柴胡汤，方见呕吐[23]）}

男子黄，小便自利，当与虚劳小建中汤。_{（方见前[24]）}

黄疸病，麻黄醇酒汤主之。

麻黄醇酒汤方

麻黄_{三两}

一味[25]，以美酒[26]五升，煮取二升半，顿服尽。冬月用酒，春月用水煮之。

【校勘】

[1] 必小便难：邓珍本作"小便必难"。

[2] 言靖了了：邓珍本作"请言了"三字。

[3] 微：邓珍本作"烦"。

[4] 身：邓珍本作"舌"。

[5] 眠：邓珍本作"睡"。

[6] 差：邓珍本作"瘥"。

[7] 剧：邓珍本作"极"。

[8] 邓珍本此处有"茵陈蒿汤方"，涪陵本疑脱"方见前"数字。

[9] 方：涪陵本脱，今依例补之。

[10] 熬黄：此二字邓珍本无。

[11] 其：邓珍本无。

[12] 二：邓珍本作"乙"。

[13] 方见前：邓珍本作"方见水病中"。

[14] 方见前：邓珍本作"方见㿗病中"。

[15] 小便不利者：此五字邓珍本无。

[16] 茵陈蒿十分（末）：邓珍本作"茵陈蒿末十分"。

[17] 合和：邓珍本作"右二物和"。

[18] 汗：邓珍本作"汁"。

[19] 硝石：邓珍本作"消石"，下同，不再出注。

[20] 三：邓珍本作"二"。

[21] 一升：邓珍本其上有"取"字。

[22] 方见前：邓珍本作"方见消渴中"。

[23] 呕吐：邓珍本其下有"中"字。

[24] 方见前：邓珍本作"方见虚劳中"。

[25] 一味：邓珍本其上有"右"字。

[26] 美酒：邓珍本作"美清酒"。

辨惊悸吐衄下血胸满瘀血病脉症篇第三十二

寸口脉动而弱，动即为惊，弱即为悸。

趺阳脉微而浮，浮则胃气虚，微则不能食，此恐惧之脉，忧迫所作也。惊生病者，其脉止而复来，其人目睛不了了。[1]

寸口脉紧，趺阳脉虚，虚则胃气虚，紧则寒气实也。寒在上焦，胸中必满而噎，胃气虚者，趺阳脉浮，少阴脉紧，心下必悸，何以言之？寒水相搏，二气相争，是以悸。[2]

病人面无血[3]色，无寒热，脉浮[4]弦者，衄；脉沉[5]弱，手按之绝者，下血；烦咳者，必吐血。

问曰：病衄，连日不止，其脉何类？[6]师曰：尺脉浮，目睛晕黄，衄未止；晕黄去，目睛慧了，知衄今止。

师[7]曰：从春至夏衄者，太阳；从秋至冬衄者，阳明。

夫吐血，咳逆上气，其脉数而有热，不得卧者，死。

夫酒客咳者，必致吐血，此因极饮过度所致也。

寸口脉微弱，尺脉浮涩，弱则发热，涩为亡血，其人必厥，微呕。夫厥当眩，不眩而反头痛者，痛必实，下虚上实，必衄也。[8]

寸口脉弦而大，弦则为减，大则为芤，减则为寒，芤则为虚，虚寒相搏[9]，此名为[10]革，妇人则半产漏下，男子则亡血。

太阳脉大而浮，必衄、吐血。[11]

伤寒杂病论

趺阳脉弦，必肠痔、下血。[12]

脉沉者，必吐血，沉为在里，荣气内结，胸满，故知吐血也。[13]

脉得诸涩濡，为亡血。[14]

寸口脉微而弱，微为阳气少，弱则阴不足，气血俱虚，男子则吐血，女子则下血。因呕吐、汗出者，为可治。[15]

男子盛大，其脉寸口微，趺阳亦微，独少阴浮大，必便血而失精；设言淋者，当小便不利。[16]

病有寸口、趺阳、少阴脉皆微，其人不吐下，即亡血。[17]

病人身热，脉小绝者，吐血，若下血，妇人亡经，此为寒。脉迟者，胸上有寒，噫意善唾。[18]

衄家不可发汗，汗出必额上陷脉紧急，直视不能眴，不得眠。

亡血家[19]，不可发汗[20]，汗出则寒栗而振。

病人胸满，唇痿舌青，口燥，但欲漱水不欲咽，无寒热，脉微大，来迟，腹不满，其人言我满，为有瘀血。

病者如有[21]热状，烦满，口干燥而渴，其脉反无热，此为阴状，是瘀血也，当下之。

病人当汗出不出，内结，亦为瘀血。[22]

火邪者，桂枝去芍药加蜀漆牡蛎龙骨救逆汤主之。（方见前[23]）

心下悸者，半夏麻黄丸主之。

半夏麻黄丸方

半夏　麻黄各[24]等分

合二味，末之，炼蜜和丸，小豆大，饮服三丸，日三服。

吐血不止者，柏叶汤主之。

柏叶汤方

柏叶　干姜　阿胶[25]各三两　艾三把

合三味，以水五升，取马通汁一升，合煮，取一升，分温再服。

衄血不止者，阿胶散主之。[26]

阿胶散方

阿胶炙　龙骨　当归　细辛　桂枝各二两　蒲黄五合　乱发三两，烧灰

合七味，捣筛为散，先食白饮服方寸匕，日三服。亦可蜜丸酒服。

下血，先便后血，此远血也，黄土白术汤[27]主之，吴茱桃花石汤亦主之[28]。

黄土白术汤方

灶中黄土半斤　甘草　干地黄　白术　阿胶　附子炮　黄芩各三两

合七味，以水八升，煮取三升，分温三[29]服。并治吐衄[30]。

吴茱桃花石汤方

吴茱萸二升　赤石脂如鸡子大二枚　干地黄五两　乱发烧灰，三两　阿胶炙　甘草炙　黄芩　干姜　桂枝　白芍　牛膝各三两

合十一味，㕮咀，以清酒七升，水三升，合煮，取三升半，去滓，内胶及发灰，煎取三升，分温三服。亦主吐衄。

下血，先血后便，此近血也，赤小豆当归散主之（方见

前^[31]），续断当归散亦主之^[32]。

续断当归散方

续断　当归　阿胶　桔梗　白芷　桂枝_{各三两}　川芎
干地黄　干姜_{各四两}　蒲黄_{一升}　甘草_{炙，一两}

合十一味，㕮咀，以水一斗，煮减半，去滓，内胶，
烊尽，入蒲黄，取三升，分温三服。

心气有余^[33]，吐血、衄血，泻心汤主之；设属亡血
家，生地黄煎主之^[34]。

泻心汤方

大黄_{二两}　黄芩　黄连_{各一两}

合三味，以水三升，煮取一升，顿服之。

生地黄煎方

生地黄_{汁半升}　柏叶_{一把}　生大黄_末　黄芩　阿胶_炙　甘
草_{炙，各一两}

合六味，以水七升，煮减半，去滓，内胶烊尽，入地
黄汁，煎三四沸，取三升，调大黄^[35]末，合和，分三服，
空心服之。

吐之后，身痛，但奄奄然，心中不烦者，辄自愈；假
令烦躁，心中闷乱，纷纷欲吐，颠倒不安，医与黄土汤、
阿胶散，弥更闷乱，卒至不救。闷者，当急吐之，三物瓜
蒂散主之。^[36]

三物瓜蒂散方

瓜蒂_{半两}　杜衡　人参_{各一两}

合三味，捣筛为散，服一钱匕，水浆无拘，得下而已，
羸者减之。

【校勘】

[1] 此条邓珍本无。

[2] 此条邓珍本无。

[3] 血：邓珍本无。

[4] 浮：邓珍本作"沉"。

[5] 脉沉：邓珍本作"浮"一字。

[6] 问曰，病衄连日不止，其脉何类：此一十二字邓珍本无。

[7] 师：邓珍本作"又"。

[8] 此条邓珍本无。

[9] 搏：邓珍本作"击"。

[10] 为：邓珍本作"曰"。

[11]～[18] 此八条邓珍本无。

[19] 家：邓珍本无。

[20] 发汗：邓珍本作"发其表"。

[21] 有：邓珍本无。

[22] 此条邓珍本无。

[23] 方见前：此三字邓珍本无，此处有"桂枝救逆汤方"。

[24] 各：邓珍本无。

[25] 阿胶：疑涪陵本衍。其于理虽合，但方后注仍曰"合三味"。

[26] 此条邓珍本无。

[27] 黄土白术汤：邓珍本作"黄土汤"。

[28] 吴萸桃花石汤亦主之：此九字邓珍本无，其下亦无"吴萸桃花石汤方"。

[29] 三：邓珍本作"二"。

[30] 并治吐衄：邓珍本作"亦主吐血、衄血"，为"黄土汤方"下小字注。

伤寒杂病论

[31] 方见前：邓珍本作"方见狐惑中"。

[32] 续断当归散亦主之：此八字邓珍本无，其下亦无"续断当归散方"。

[33] 有余：邓珍本作"不足"。

[34] 设属亡血家，生地黄煎主之：此十一字邓珍本无，其下亦无"生地黄煎方"。

[35] 黄：涪陵本脱，径补。

[36] 此条邓珍本无，其下亦无"三物瓜蒂散方"。

伤寒杂病论卷十三

辨呕吐下利病脉症篇第三十三

寸口脉紧而芤，紧则为寒，芤则为虚，虚寒相搏，脉为阴结而迟，其人则噎；关上脉数，其人则吐。[1]

趺阳脉浮，若胃气虚，寒气在上，热气在下，二气相争，但出不入，其人即呕而不得食，恐怖而死，舒缓即差。[2]

夫呕家，有痈脓者[3]，不可治呕，脓尽自愈。

先呕却渴者，此为欲解；先渴却呕者，为水停心下，此属饮家。呕家本渴，今反不渴者，心下有支饮故也，此属支饮。

病人脉数[4]，数为热，当消谷引饮[5]，而反吐者[6]，此以发汗[7]，令阳气[8]微，膈气虚，脉乃数。数为客热，不能消谷，以[9]胃中虚冷，故吐[10]也。

脉弦者，虚也，胃气无余，朝食暮吐，变为胃反，寒在于上，医反下之，令[11]脉反弦，故名曰虚。[12]

寸口脉微而数，微则无气，无气则荣虚，荣虚则血不足，血不足则胸中冷。

趺阳脉浮而涩，浮则为虚，涩则伤脾，脾伤则不磨，

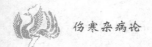

朝食暮吐，暮食朝吐，宿谷不化，名曰胃反。脉紧而涩，其病难治。

阳紧阴数，其人食已即吐。阳浮而数，亦为吐。

凡病[13]欲吐者，不可下之。

哕而腹满，视其前后，知何部不利，利之则[14]愈。

呕而胸满者，吴茱萸汤[15]主之。(方见前[16])

干呕，吐涎沫，头痛者，吴茱萸汤主之。

呕而肠鸣，心下痞者，半夏泻心汤主之。(方见前[17])

呕而心下痞鞭者，大半夏汤主之。[18]

大半夏汤方

半夏二升　人参三两　白蜜一升

合三味，以水一斗二升，和蜜扬之二百四十遍，煮药，取二升半，温服一升，余分再服。

干呕而利者，黄芩加半夏生姜汤主之。(方见前[19])

干呕下利，腹中痛者，黄连汤主之。(方见前[20])

诸呕吐，谷不得下者，小半夏汤主之。(方见前[21])

呕吐而病在膈上，后思水者，解，急与之。思水者，猪苓散主之。

猪苓散方

猪苓　茯苓　白术各等分

合三味，杵为散，白[22]饮服方寸匕，日三服。

呕而脉弱，小便复利，身有微热，见厥者，难治，四逆汤主之。(方见前[23])

呕而发热者，小柴胡汤主之。(方见前[24])

胃反呕吐者，大半夏汤主之。(方见前[25])

胃反不能食，食入而吐者，大半夏汤主之[26]。若[27]食已即吐者，大黄甘草汤主之。

大黄甘草汤方

大黄_{四两}　甘草_{一两}

合二味，以水三升，煮取一升，分温再服。

胃反，吐而渴，欲饮水者，茯苓泽泻汤主之。

茯苓泽泻汤方

茯苓_{半斤}　泽泻　生姜_{各四两}　白术_{三两}　甘草　桂枝_{各二两}

合六味，以水一斗，煮取三升，内泽泻，再煮，取二升半，温服八合，日三服。

风寒脉紧，头痛[28]，吐后脉症仍在，渴欲饮水，而贪饮者，文蛤汤主之。

文蛤汤方

文蛤　石膏　甘草_{各五两}[29]　麻黄　生姜_{各三两}　杏仁_{五十枚}　大枣_{十二枚}

合七味，以水六升，煮取二升，温服一升，汗出即愈。

干呕吐逆，吐涎沫，半夏干姜散主之。

半夏干姜散方

半夏　干姜_{各等分}

合二味，杵为散，取方寸匕，浆水一升半，煮[30]取七合，顿服之。

气逆，呕吐不止者，生姜橘皮竹茹汤主之。[31]

生姜橘皮竹茹汤方

竹茹　橘皮　半夏_{各五两}　生姜　茯苓_{各四两}　寸冬　人参_{各三两}

合七味，以水一斗二升，煮取三升，日三服。

病人胸中似喘不喘，似呕不呕，似哕不哕，彻心中愦愦然无奈者，生姜半夏汤主之。

生姜半夏汤方

生姜汁一升　半夏半升[32]

合二味，以水三升，煮半夏[33]，内生姜汁，煮取一升半，小冷，分四服，日三夜一[34]，呕[35]止，停后服。

病人心下痞鞕，不能饮食，胸中喘而呕哕，微发寒热，小半夏汤主之。(方见前)[36]

气厥，呕哕，不得息，生姜半夏香豉汤主之。[37]

生姜半夏香豉汤方

生姜　半夏洗,各二两　　香豉一升　前胡　桂枝　人参
甘草炙,各一两

合七味，以水五升，煮取二升，分温三服。又主霍乱。

干呕哕者[38]，橘皮生姜汤[39]主之。若手足厥者，橘皮桂枝干姜汤主之[40]。

橘皮生姜汤方

橘皮四两　生姜八两[41]

合二味，以水七升，煮取三升，温服一升，下咽即愈。

橘皮桂枝干姜汤方

橘皮　桂枝　干姜　甘草炙　通草各二两　人参一两

合六味，以水六升，煮取二升，分温三服。

哕逆者，橘皮竹茹汤主之。设不差者，宜温之，与半夏竹茹汤，橘皮桂枝干姜汤亦可服[42]。

橘皮竹茹汤方

橘皮二斤　竹茹二升　大枣三十枚[43]　生姜半斤　甘草五两
人参一两

合六味，以水一斗，煮取三升，温服一升，日三服。

半夏竹茹汤方

竹茹一升　半夏洗　橘皮各三两　生姜四两　紫苏十两　甘草一两，炙

合六味，以水六升，煮取二升半，分温三服。

哕而不大便数日，谵语者，小承气汤主之。(方见前)[44]

虚家，若发汗，若吐，若下，卒哕者，灸其肺腧，当消息调之；剧者，宜四逆汤。其不发汗吐下者，此为实，针爪眉头，自愈。[45]

夫六府气绝于外者，手足寒，上气，脚缩；五藏气绝于内者，利不禁，下甚者，手足不仁。

脉滑，按之虚绝者，其人必下利。[46]

下利，脉沉弦者，下重也[47]；脉大者，为未止；脉微弱数者，为欲自止，虽发热，不死。

下利，有微热[48]而渴，脉弱者，今自愈。

下利，脉数，有微热，汗出，今自愈；设复紧，为未解。

下利，脉数而渴者，今自愈；设不差，必圊[49]脓血，以有热故也。

下利，脉反弦，发热，身汗者，愈[50]。

下利，气者，当利其小便。

下利，腹中坚者，当下之。[51]

下利，腹痛而满，为寒食，当与温药下之。[52]

下利，寸口[53]反浮数，尺中自涩者，必圊[54]脓血。

下利，三部脉皆平，按之心下坚者，急下之，宜大承气汤。(方见前[55])

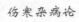

伤寒杂病论

下利，脉迟而滑者，实也，利未欲止，急下之，宜大承气汤。

下利，脉反滑者，当有所去，下乃愈，宜大承气汤。

下利已差，至其年月日时复发者，以病不尽故也，当下之，宜大承气汤。

下利谵语者，有燥屎也，宜小承气汤[56]。（方见前[57]）

下利，脉浮大者，虚也，医下之，续得浮革，遂肠鸣，当温之。

下利后，心中坚痛，脉但迟者，此为寒，当温之；脉复沉紧者，痛虽甚，不可下之；若脉大浮弦，下之已。

病者痿黄，燥而不渴，胃中寒食而下利不止者，死。

下利，便脓血者，桃花汤[58]主之。（方见前[59]）

热利下重者，白头翁汤主之。（方见前[60]）

下利后更烦，按之心下濡者，为虚烦也，栀子豉汤主之。（方见前[61]）

下利清谷，里寒外热，汗出而厥者，通脉四逆汤主之。（方见前[62]）

下利，胸刺痛，当治其肺[63]，紫参汤主之。

紫参汤方

紫参八两[64]　甘草三两

合二味，以水五升，先煮紫参，取二升，内甘草，煮取一升半，分温三服。

气利，诃黎勒散主之；若日久不差，宜长服诃黎勒丸[65]。

诃黎勒散方

诃黎勒十枚，煨

为散[66]，粥饮和，顿服之[67]。

诃黎勒丸方

诃黎勒　橘皮　厚朴各三两

合三味，末之，炼蜜为丸，如梧子大，酒饮服二十丸，加至三十丸。

【校勘】

[1] 此条邓珍本无。

[2] 此条邓珍本无。

[3] 者：邓珍本无。

[4] 病人脉数：邓珍本其上有"问曰"二字。

[5] 饮：邓珍本作"食"。

[6] 而反吐者：邓珍本其下有"何也？师曰"四字。

[7] 此以发汗：邓珍本作"以发其汗"。

[8] 气：邓珍本无。

[9] 以：邓珍本无。

[10] 吐：邓珍本无。

[11] 令：邓珍本作"今"。

[12] 邓珍本此条并上条合为一条。

[13] 凡病：邓珍本作"病人"。

[14] 则：邓珍本作"即"。

[15] 吴茱萸汤：邓珍本作"吴萸汤"。

[16] 方见前：此三字邓珍本无，此处有"吴萸汤方"。

[17] 方见前：此三字邓珍本无，此处有"半夏泻心汤方"。

[18] 此条邓珍本无。

[19] 方见前：此三字邓珍本无，此处有"黄芩加半夏生姜汤方"。

[20] 此条邓珍本无。

[21] 方见前：邓珍本作"方见痰饮中"。

[22] 白：邓珍本无。

[23] 方见前：此三字邓珍本无，此处有"四逆汤方"。

[24] 方见前：此三字邓珍本无，此处有"小柴胡汤方"。

[25] 方见前：此三字邓珍本无，此处有小字注，作"《千金》云：治胃反不受食，食入即吐。《外台》云：治呕，心下痞鞕者。"

[26] 胃反不能食，食入而吐者，大半夏汤主之：此一十六字邓珍本无，乃是将注文转入正文。

[27] 若：邓珍本无。

[28] 风寒脉紧，头痛：邓珍本此六字作"兼主微风，脉肾（注者按：为'紧'之讹），头痛"，置于"文蛤汤主之"之下。

[29] 甘草各五两：邓珍本甘草用量为三两。

[30] 煮：邓珍本作"煎"。

[31] 此条邓珍本无。

[32] 升：邓珍本作"斤"。

[33] 煮半夏：邓珍本其下有"取二升"三字。

[34] 日三夜一：邓珍本其下有"服"字。

[35] 呕：邓珍本无。

[36] 此条邓珍本无。

[37] 此条邓珍本无。

[38] 者：邓珍本无。

[39] 橘皮生姜汤：邓珍本作"橘皮汤"，下同，不再出注。

[40] 橘皮桂枝干姜汤主之：此九字邓珍本无。

[41] 八两：邓珍本作"半斤"。

[42] 设不差者，宜温之，与半夏竹茹汤，橘皮桂枝干姜汤亦可服：此二十三字邓珍本无。

[43] 枚：邓珍本作"个"。

[44] 此条邓珍本附方作"《千金翼》小承气汤：治大便不

通，哕，数谵语。（方见上）"

[45] 此条邓珍本无。

[46] 此条邓珍本无。

[47] 也：邓珍本无。

[48] 热：邓珍本作"厥"。

[49] 圊：邓珍本作"清"。

[50] 愈：邓珍本其上有"自"字。

[51] 此条邓珍本无。

[52] 此条邓珍本无。

[53] 寸口：邓珍本作"寸脉"。

[54] 圊：邓珍本作"清"。

[55] 方见前：此三字邓珍本无，"下利已差，……当下之，宜大承气汤"条下有"大承气汤方（见暍病中）"九字。

[56] 宜小承气汤：邓珍本作"小承气汤主之"。

[57] 方见前：此三字邓珍本无，此处有"小承气汤方"。

[58] 桃花汤：涪陵本原作"桃花石汤"，"石"字衍，径删。

[59] 方见前：此三字邓珍本无，此处有"桃花汤"。查涪陵本前文并无"桃花石汤"，而"少阴病篇"之"桃花汤"正同此。

[60] 方见前：此三字邓珍本无，此处有"白头翁汤方"。

[61] 方见前：此三字邓珍本无，此处有"栀子豉汤方"。

伤寒杂病论

　　[62] 方见前：此三字邓珍本无，此处有"通脉四逆汤方"。

　　[63] 胸刺痛，当治其肺：邓珍本作"肺痛"二字。

　　[64] 八两：邓珍本作"半斤"。

　　[65] 若日久不差，宜长服诃黎勒丸：此一十二字邓珍本无，其下亦无"诃黎勒丸方"。

　　[66] 为散：邓珍本其上有"右一味"三字。

　　[67] 之：邓珍本无。

辨疮痈肠痈浸淫病脉症篇第三十四

师曰[1]：诸脉浮数，应当发热，而反洒淅恶寒，若有痛处，当发其痛。

脉浮而数，身体无热，其形嘿嘿，胸中微燥，不知痛之所在，此人当发痈肿。[2]

脉滑而数，数则为热，滑则为实，滑即属荣，数即属卫，荣卫相逆，则结为痈，热之所过，则为脓也，排脓汤主之，排脓散亦主之。[3]

排脓汤方

甘草二两　桔梗三两　生姜一两　大枣十枚

合四味，以水三升，煮取一升，温服五合，日再服。

排脓散方

枳实十六枚　芍药六分　桔梗二分

合三味，杵为散，取鸡子黄一枚，以药散与鸡黄相等，揉和令相得，饮和服之，日一服。

师曰：诸痈肿，欲知有脓无脓，以手掩肿上，热者为有脓，不热者为无脓也。[4]

肠痈之为病，其身甲错，腹皮急，按之濡，如肿状，腹无积聚，身无热，脉数，此为肠[5]内有痈脓，薏苡附子败酱散主之。

薏苡附子败酱散方

薏苡仁十分　附子二分　败酱五分[6]

合三味，杵为散[7]，取方寸匕，以水二升，煎减半，顿服，小便当下[8]。

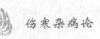

肠痈者，少腹肿痞，按之即痛，如淋，小便自调，时时发热，自汗出，复恶寒，其脉迟紧者，脓未成，可下之，当有血；脉洪数者，脓已成，不可下也，大黄牡丹汤主之。

大黄牡丹汤方

大黄四两　牡丹一两　桃仁五十粒[9]　冬瓜仁五升[10]　芒硝三合

合五味，以水六升，煮取一升，去滓，内芒硝，再煎数[11]沸，顿服之。有脓当下，如无脓，当下血。

问曰：寸口脉浮微而涩，当[12]亡血，若汗出，设不汗出[13]者，云何？曰[14]：若身有疮，被刀斧所伤，亡血故也。

病金疮，王不留行散主之。

王不留行散方

王不留行八月八日采　蒴藋细叶七月七日采　桑东南根白皮三月三日采，各十分　甘草十八分　川椒三分[15]　黄芩　厚朴　干姜　芍药各二分

合九味，王不留行、蒴藋、桑皮三味烧灰存性[16]，各别捣[17]筛，合治之为散，服方寸匕。小疮即粉之，大疮顿[18]服之。产后亦可服。[19]

浸淫疮，从口而起[20]，流向四肢者，可治；从四肢流来入口者，不可治。

浸淫疮，黄连粉主之。

黄连粉方（未见）[21]

【校勘】

[1]　师曰：此二字邓珍本无。

[2]　此条邓珍本无。

[3]　邓珍本无此条，但有"排脓散方"、"排脓汤方"。

［4］此条并第一条邓珍本合为一条。

［5］肠：邓珍本作"腹"。

［6］分：涪陵本讹为"合"，径改。

［7］散：邓珍本作"末"。

［8］小便当下：此四字邓珍本为小字注文。

［9］粒：邓珍本作"个"。

［10］冬瓜仁五升：邓珍本作"瓜子半升"。

［11］数：邓珍本无。

［12］当：邓珍本其上有"然"字。

［13］出：邓珍本无。

［14］曰：邓珍本其上有"答"字。

［15］川椒三分：邓珍本其下有"除目及闭口者汗"七字小字注文。

［16］王不留行、蒴藋、桑皮三味烧灰存性：邓珍本作"桑根皮以上三味烧灰存性，勿令灰过"。

［17］捣：邓珍本作"杵"。

［18］顿：邓珍本作"但"。

［19］邓珍本句末有"如风寒，桑东根勿取之。前三物，皆阴干百日"一十七字。

［20］而起：此二字邓珍本无。

［21］黄连粉方未见：邓珍本作"方未见"。

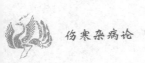

辨跌蹶手指臂肿转筋狐疝蛔虫
病脉症篇第三十五

师曰：病跌蹶，其人但能前，不能却，刺腨入二寸，此太阳经伤也。

病人常以手指臂肿动，此人身体本[1]瞤瞤者，藜芦甘草汤主之。[2]

藜芦甘草汤方（失传[3]）

转筋之为病，其人臂脚直，脉上下行，微弦，转筋入腹者，鸡屎白散主之。

鸡屎白散方

鸡屎白

为末[4]，取方寸匕，以水六合，和温服。

除狐疝气者，偏有大小[5]，时时上下，蜘蛛散主之。

蜘蛛散方

蜘蛛十四枚，熬焦　　桂枝半两

合二味，为散，取八分一匕，饮和服，日再服。蜜丸亦可。

问曰：病腹痛有虫，其脉何以别之？师曰：腹中痛，其脉当沉若弦，反洪大，故有蛔虫。

蛔虫之为病，令人吐涎，心痛，发作有时，毒药不止者[6]，甘草粉蜜汤主之。

甘草粉蜜汤方

甘草二两　　白粉一两[7]　　白[8]蜜四两

合三味，以水三升，先煮甘草，取二升，去滓，内粉、蜜，搅令和，煎如薄粥，温服一升，差即止。

蛔厥者，其人[9]当吐蛔，今[10]病者静，而复时烦，非[11]为藏寒，蛔上入膈，故烦。须臾复止，得食而呕，又烦者，蛔闻食臭出，其人当自吐蛔。蛔厥者，乌梅丸主之[12]。（方见前[13]）

【校勘】

[1] 本：邓珍本无。

[2] 邓珍本此条并上条合为一条。

[3] 失传：邓珍本作"未见"。

[4] 为末：邓珍本作"右一味为散"。涪陵本制服法续写于"鸡屎白"之下，未另起一行，今据体例径改。

[5] 大小：邓珍本作"小大"。

[6] 者：邓珍本无。

[7] 白粉一两：邓珍本作"粉乙两重"。

[8] 白：邓珍本无。

[9] 其人：此二字邓珍本无。

[10] 今：邓珍本作"令"。

[11] 非：邓珍本作"此"。

[12] 蛔厥者，乌梅丸主之：此八字邓珍本另作一条。

[13] 方见前：此三字邓珍本无，此处有"乌梅丸方"。

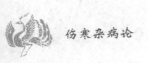

伤寒杂病论卷十四

辨妇人妊娠病脉症篇第三十六

师曰：妇人得平脉，阴脉小弱，其人呕[1]渴，不能食，无寒热，名妊娠，桂枝汤主之[2]。于法六十日当有此症，设有医治逆者，却一月，加吐、下利者，则绝之。

妇人妊娠二三月，脉三部俱平，身反洒淅，不欲食饮，头痛心乱，呕哕欲吐，呼吸微促，医以桂枝汤和之，不差，反胸中痛、腹满。桂枝者，和荣卫，此病在中焦，理中汤主之。(方俱见前)[3]

问曰：妇人妊娠，其脉何类？师曰：平人经断，三部脉如经，按之无绝，或尺中大，或寸口动滑，此为妊娠。经断三月后，当有此候。在前阳尚微小，阴部小弱，亦妊娠也。设瘦人，但得尺内按之不绝，便属妊娠。[4]

妇人宿有癥病，经断未及三月，而得漏下不止，胎动在脐上者，此为癥痼害。

妊娠六月动者，前三月经水利时，胎也[5]，下血者，后断三月衃也。所以血不止者，其癥不去故也。当下其癥，桂枝茯苓丸主之。

桂枝茯苓丸方

桂枝　茯苓　丹皮[6]　桃仁去皮尖,熬　芍药各等分

合五味，末之，炼蜜为[7]丸，如兔屎大，每日食前服一丸，不知，加至三丸。

妇人脉微弱而涩，小腹冷，身恶寒，年少得之，为无子；年大得此，则绝产。[8]

妇人怀妊七月，而不可知，时时衄血而转筋者，此为躯也；衄时嚏而动者，非躯也。[9]

妇人怀妊三月而渴，其脉反迟者，欲为水分，复腹痛引彻腰脊者，必堕胎。[10]

妇人怀娠六七月，暴下水斗余，此非其时，以孤浆预下故也，其胎必倚而堕。[11]

妇人怀妊五六月，若无所见，其人小腹冷，膝胫疼，腰重难起，脉得少阴微紧，微则为虚，紧则为寒，虚寒相搏，血即凝涩，此为血痹。所以然者，阳不行，则养不周故也。当去其寒，宜附子汤主之，阳旦汤亦主之。(方俱见前)[12]

妇人怀妊[13]六七月，脉弦，发热，其胎愈胀，腹痛[14]，少腹如扇，所以然者，子藏开故也，当以附子汤温其藏[15]。

师曰：妇人有漏下者，有半产后，因续下血，都不绝者，有妊娠下血者。假令妊娠腹中痛，为胞阻，胶艾汤主之，蒲黄散亦主之[16]。

胶艾汤方[17]

阿胶　艾叶　芎䓖　当归各三两　芍药四两　干地黄六两
甘草二两

合七味，以水五升，清酒三升，合煮取三升，去滓，

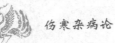

内胶令消尽，温服一升，日三服，不差，更作。

蒲黄散方

蒲黄半斤　鹿茸炙　当归各二两　阿胶四两

合四味，捣筛为散，酒服方寸匕，日三服，不知，渐加至二方寸匕。

妇人堕身，血不尽去，苦烦闷，鹿角屑豉汤主之。[18]

鹿角屑豉汤方

鹿角屑一两　香豉二升半

合二味，以水三升，先煮豉三四沸，去滓，内鹿屑，搅令匀，顿服，须臾血下，愈。

妇人怀孕[19]，腹中疒痛，当归芍药散主之。

当归芍药散方

芍药一斤　当归　芎䓖各三两[20]　茯苓　白术各四两　泽泻半斤

合六味，杵为散，取方寸匕，酒和，日二服。

妊娠呕吐不止，干姜人参半夏丸主之。

干姜人参半夏丸方

干姜　人参各一两　半夏二两

合三味，末之，以生姜汁糊为丸，如梧子大，饮服十丸，日三服。

妊娠小便难，饮食如故，当归贝母苦参丸[21]主之。

当归贝母苦参丸方[22]

当归　贝母　苦参各四两

合三味，末之，炼蜜为[23]丸，如小豆大，饮服三丸，加至十丸。

妊娠有水气，身重，小便不利，洒淅恶寒，起即头眩，葵子茯苓散主之。

葵子茯苓散方

葵子一升[24] 茯苓三两

合二味，杵为散，饮服方寸匕，日三服。小便利则愈。

妇人妊娠，得热病五六日，小便不利，葵子榆白皮汤主之。[25]

葵子榆白皮汤方

葵子一升 榆白皮一把

合二味，以水五升，煮四五沸，服一升，日三服。

妇人妊娠，乳痈，麦门冬栝蒌根汤主之。[26]

麦门冬栝蒌根汤方

麦门冬一升 栝蒌根 升麻 黄芩 黄芪[27] 白芍 甘草炙 茯苓各三两 白芷三两 桑寄生 独活 人参 防风各二两 紫糖八两 大枣十枚

合十五味，以水一斗，煮取三升，去滓，内糖，分四服。

妇人妊娠，宜当归散[28]。妊娠常服即易产，胎无疾苦，产后百病悉主之[29]。

当归散方

当归 黄芩 芍药 芎䓖各一斤 白术半斤

合五味，杵为散，酒[30]服方寸匕，日再服。

妊娠，法当养胎，或苦痛，或心下毒痛，或心烦吐痛，不能食饮，或呕，或渴，白术散主之。

白术散方[31]

白术 川芎 蜀椒炒去[32]汗，各三分 牡蛎二分

合四味，杵为散，酒服一钱匕，日三服，夜一服。但

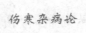

苦痛，加芍药；心下毒痛，倍加芎䓖；心烦吐痛，不能食饮，加细辛一两、半夏大者二十枚，服之后，更以酢[33]浆水服之；若呕，以酢[33]浆水服之，复不解者，以[34]小麦汁服之；已后渴者，大麦粥服之。病虽愈，服之勿置。

妇人伤胎，怀身腹满，不得小便，从腰以下重，如有水[35]状，怀身七月，太阴当养不养，此心气实，当刺泻劳宫及关元，小便微利则愈。[36]

【校勘】

[1] 呕：邓珍本无。

[2] 桂枝汤主之：邓珍本其下有"方见利中"四字小字注文。

[3] 此条邓珍本无。

[4] 此条邓珍本无。

[5] 也：邓珍本无。

[6] 丹皮：邓珍本其下有"去心"二字。

[7] 为：邓珍本作"和"。

[8]～[12] 此五条邓珍本无。

[13] 妊：邓珍本作"娠"。

[14] 腹痛：邓珍本其下有"恶寒者"三字。

[15] 当以附子汤温其藏：邓珍本其下有"方未见"三字小字注文。

[16] 蒲黄散亦主之：此六字邓珍本无，其下亦无"蒲黄散方"。

[17] 胶艾汤方：邓珍本作"芎归胶艾汤方"，其下有"一方加干姜乙两，胡洽治妇人胎动无干姜"一十六字小字注文，其药味、用量作"芎䓖 阿胶 甘草各二两 艾叶 当归各三两 芍药四两 干地黄"，其中干地黄药量阙。

［18］此条邓珍本无。

［19］孕：邓珍本作"娠"。

［20］芎䓖三两：邓珍本作"芎䓖半斤，一作三两"。

［21］当归贝母苦参丸：邓珍本作"归母苦参丸"。

［22］当归贝母苦参丸方：邓珍本其下有"男子加滑石半两"七字小字注文。

［23］为：邓珍本无。

［24］一升：邓珍本作"乙斤"。

［25］此条邓珍本无。

［26］此条邓珍本无。

［27］芪：涪陵本写作"耆"，径改。下同，不再出注。

［28］宜当归散：邓珍本作"宜常服当归散主之"。

［29］妊娠常服即易产，胎无疾苦，产后百病悉主之：此一十八字邓珍本在方后注末，"疾苦"作"苦疾"。

［30］酒：邓珍本其下有"饮"字。

［31］白术散方：邓珍本其下有"见《外台》"三字小字注文。

［32］炒去：此二字邓珍本无。

［33］酢：邓珍本作"醋"。

［34］以：邓珍本无。

［35］水：邓珍本其下有"气"字。

［36］小便微利则愈：邓珍本其下有"见《玉函》"三字小字注文。

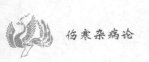

辨妇人产后病脉症篇第三十七

问曰：新产妇人，有三病，一者病痉，二者病郁冒，三者大便难，何谓也？师曰：新产血虚，多汗出，喜中风，故令病痉；亡血复汗，寒多，故令郁冒；亡津液，胃燥，故大便难。

产妇郁冒，其脉微弱，呕[1]不能食，大便反坚，但头汗出。所以然者，血虚而厥，厥而必冒，冒家欲解，必大汗出，以血虚下厥，孤阳上出，故头汗出。所以产妇喜汗出者，亡阴血虚，阳气独盛，故当汗出，阴阳乃复。大便坚，呕不能食，小柴胡汤主之。（方见伤寒[2]）

病解能食，七八日更发热者，此为胃实，宜[3]大承气汤主之。（方见前[4]）

产后腹痛，吴萸猪肾汤主之，羊肉汤亦主之。[5]

吴萸猪肾汤方

吴茱萸一升　猪肾一枚　黄芪　当归　川芎　人参　茯苓各二两　干地黄二两　生姜　厚朴　甘草炙，各三两　桂枝四两　半夏洗，五两

合十三味，以水二斗，煮猪肾令熟，取一斗，吹去油腻，内药，入清酒二升，煮取三升，分四服，日三夜一。

羊肉汤方

羊肉一斤半　葱白一斤　干姜　当归　桂枝各一两　芍药　芎䓖　地黄　甘草炙，各二两

合九味，以水二斗，煮肉，取一斗，去肉，内药，煎取三升，分四服，一日尽。

产后腹中疼痛，桃仁芍药汤主之。[6]

桃仁芍药汤方

桃仁半斤，去皮尖　芍药三两　芎䓖　当归　干漆熬　桂枝各二两　甘草二两，炙

合七味，以水八升，煮取三升，分三服，服则相去一炊久，再服。

产后腹中疼痛，当归生姜羊肉汤主之。并治腹中寒疝，虚劳不足。（方见前[7]）

产后腹痛，心下切痛，不能食，往来寒热，如中风状，羊肉当归汤主之。[8]

羊肉当归汤方

羊肉三斤，去脂　当归三两　黄芪　芎䓖　防风　人参各一两　生姜五两　芍药二两　甘草二两，炙

合九味，以水二斗，煮肉，取一斗，出肉，内诸药，煎取三升，分温三服。

产后腹痛，烦满不得卧，枳实芍药散主之。

枳实芍药散方

枳实烧令黑，勿太过　芍药各等分

合二味，杵为散，服方寸匕，日三服。并主痈脓，大[9]麦粥下之。

师曰：产后[10]腹痛，法当以枳实芍药散，假令不愈者，此为腹中有瘀[11]血著脐下，宜下瘀血汤主之。亦主经水不利。

下瘀血汤方

大黄三[12]两　桃仁三十粒[13]　蟅虫二十枚，去足，熬[14]

合三味，末之，炼蜜和为四丸，以酒一升，煮[15]一

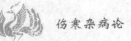
丸，取八合，顿服之，新血下如豚肝。

新产后有血，腹中切痛，大黄干漆汤主之。[16]

大黄干漆汤方

大黄　干漆　干地黄　干姜　桂枝各三两

合五味，以泉水、清酒各五升，煮取三升，去滓，温服一升，血当下。若不下，明日更服一升，满三服，病差，无所苦。

产后，腹痛头疼，胸中少气，腹中胀满欲绝，血未尽故也，当下之，蒲黄汤主之。[17]

蒲黄汤方

蒲黄　生姜　干地黄各五两　芒硝二两　桃仁二十枚　芎䓖一两　桂枝一两　大枣十五枚

合八味，以水九升，煮取二升五合，去滓，内芒硝，分温三服，一日令尽。

产后心痛，此大寒所为，姜汁蜀椒汤主之。[18]

姜汁蜀椒汤方

生姜汁五合　蜀椒二合，炒去汗　当归　半夏洗　桂枝　茯苓　人参　甘草炙，各二两　芍药三两　白蜜一升半

合十一味，以水九升，煮椒令沸，内药，煮减半，去滓，内姜及蜜，复煎取二升半，服五合，渐加至六合，相去一炊久，再服，一[19]日令尽，禁冷食。

产后七八日，无太阳症，少腹坚痛，此恶露不尽，不大便，烦躁发热，切脉微实，更倍发热，日晡时烦躁者，不食，食则谵语，至夜差[20]愈，宜大承气汤主之。热在里，结在膀胱也。(方见前[21])

产后恶露不尽，吴萸人参大黄汤主之。[22]

吴茱人参大黄汤方

人参二两　大黄　当归　生姜　丹皮　芍药　甘草炙,各三两　吴茱萸一升

合八味，以水一斗，煮取四升，去滓，分四服，一日令尽。

产后恶露不尽，除诸疾，补不足，干地黄汤主之。[23]

干地黄汤方

干地黄三两　芎䓖　桂枝　黄芪　当归各二两　细辛　人参　茯苓　防风　芍药　甘草炙,各一两

合十一味，以水一斗，煮取三升，去滓，分三服，日再夜一。

妇人产后，恶露不尽，腹痛不除，小腹急痛，引腰脊，吸吸少气，泽兰汤主之。[24]

泽兰汤方

泽兰　干地黄　当归各二两　生姜三两　芍药一两　甘草炙,一两半　大枣十枚

合七味，以水九升，煮取三升，去滓，分三服。堕身欲死者，服之亦差。

产后余血不尽，逆抢心胸，手足逆冷，唇干，腹胀短气，大黄甘草桂枝汤主之。[25]

大黄甘草桂枝汤方

大黄四两　甘草　桂枝　芍药　阿胶各三两

合五味，以东流水一斗，煮取二升，绞去滓，内胶烊尽，分温三服。三服入腹，面即有颜色。一日夜，尽此三服，即下恶血，当将养如新产妇也。

产后恶露不尽，往来寒热者，吴茱桃仁汤主之。[26]

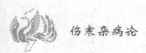

吴茱桃仁汤方

吴茱萸_{二升}　桃仁_{五两}　黄芩　当归　芍药_{各三两}　生姜　柴胡_{各半斤}

合七味，以清酒一升、水三升，煮取三升，去滓，适寒温，先食服一升，日三服。若体素弱者，加百炼酥半斤。

产后风，续续[27]数十日不解，头微疼，恶寒，时时有热，心下闷，干呕，汗出，虽久，阳旦症续在者，可与阳旦汤。（方见前[28]）

产后中风，病痉者[29]，发热，面正赤，喘而头痛，竹叶汤主之。

竹叶汤方

竹叶_{一把}　葛根_{三两}　防风[30]　桔梗　桂枝　人参　甘草_{各一两}　附子_{一枚，炮}　生姜_{五两}　大枣_{十五枚}

合十味，以水一斗，煮取二升半，分温三服，覆[31]使汗出。颈项强，用大附子一枚（破之如豆大），入前药[32]，扬去沫；呕者，加半夏半升，洗。

妇人在草蓐，自发露得风，四肢苦烦热，头痛[33]，与小柴胡汤；头不痛，但烦者，三物黄芩汤主之。

三物黄芩汤方

黄芩_{一两}　苦参_{二两}　干地黄_{四两}

合三味，以水六[34]升，煮取二升，温服一升，多吐下虫。

产后，乍寒乍热，随身温热，心胸烦满，汗出而渴者，桂枝知母黄芩汤主之。[35]

桂枝知母黄芩汤方

桂枝　芍药　黄芩_{各二两}　知母_{三两}　地黄_{四两}　甘草_{一两}

合六味，以水六升，煮取三升，分三服。

产后，两胁满痛，拘急不得太息，此属肝虚，桂枝吴茱萸地黄汤主之。[36]

桂枝吴茱萸地黄汤方

桂枝六两　吴茱萸一升　地黄　芍药各三两　生大黄五两　阿胶　当归　蒲黄各二两　大枣十三枚　甘草二两，炙

合十味，以水一斗，煮取三升半，分温三服。

产后虚热，寒热往来，如疟状，胸满，心中烦闷，头痛，骨节疼，壮热，日晡所弥更烦热，黄芩知母桂枝地黄汤主之。[37]

黄芩知母桂枝地黄汤方

知母三两　地黄一斤　桂枝　黄芩　蜀漆叶　甘草炙，各一两　黄芪四两　芍药二两

合八味，以水一斗，先煮地黄，取七升，去滓，下诸药，煮取一升五合，分三服。

产后发热，症类白虎，脉细微而涩，其人身疼痛，心痛，大渴，不欲饮者，黄芪当归桂枝汤主之。[38]

黄芪当归桂枝汤方

黄芪八两　当归二两　桂枝　生姜　芍药各四两　甘草三两，炙　人参一两　大枣十二枚

合八味，以水五升，煮取三升，温分日三服。

妇人乳中虚，烦乱呕逆，安中益气，竹皮大丸主之。

竹皮大丸方

生竹茹　石膏各二分　桂枝　白薇各一分　甘草七分

合五味，末之，枣肉和丸，弹子大，饮[39]服一丸，日三夜二服。有热[40]，倍加[41]白薇；烦喘者，加枳实[42]

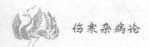

一分。

产后下利，阿胶汤主之。[43]

阿胶汤方

阿胶　当归　黄柏　黄连各一两　陈仓米一升　蜡如棋子大
十三枚

合六味，以水八升，煮米，蟹目沸，去米，内药，煮
取二升，去滓，内胶、蜡，令烊，分四服，一日令尽。

产后下利，腹痛，当归干姜汤主之。[44]

当归干姜汤方

当归　龙骨各三两　干姜　白术　芎䓖各二两　熟艾　附
子炮　甘草炙，各一两

合八味，以水六升，煮取三升，去滓，分三服，一日
令尽。

产后下利，虚极，白头翁加甘草阿胶汤主之。

白头翁加甘草阿胶汤方

白头翁　甘草　阿胶各二两　黄连　黄[45]柏皮　秦皮各
三两

合六味，以水七升，煮取三升，去滓，入阿胶，更上微
火，煎胶烊消，取二升，温服一升，不愈，更服一升[46]。

产后下利，便脓血赤白，日数十行，腹痛，时时下血
者，此属寒，桂蜜桃花石汤主之。[47]

桂蜜桃花石汤方

赤石脂十两　白蜜一升　桂枝　甘草　干姜各三两　附子一
两，炮　当归三两

合七味，以水六升，煮取三升，去滓，内蜜，再煎数
沸，分温三服，一日令尽。

产后下利，寒热，腹中痛，葱豉地黄羊肉汤主之。[48]

葱豉地黄羊肉汤方

葱白一把　香豉一升　羊肉一斤　地黄　人参　当归　黄芩　桂枝　甘草各一两　生姜　芍药各二两

合十一味，以水二斗煮肉，取一斗，内诸药，煮取三升，分温三服。

产后虚羸不足，腹中疞痛[49]，吸吸少气，或苦少腹拘[50]急，痛[51]引腰背，不食[52]，产后一月，日得服四五剂为善，令人强壮，宜内补当归建中汤主之。

内补当归建中汤方

当归四两　桂枝　生姜各三两　芍药六两　甘草炙，二两　大枣十二枚

合六味，以水一斗，煮取三升，分温三服，一日令尽。若大虚，加饴糖六两，汤成内之，于火上暖，令饴消；若去血过多，崩伤内衄不止，加地黄六两、阿胶二两，合八味，汤成，内阿胶。若无当归，以芎䓖代之；若无生姜，以干姜代之。

【校勘】

[1] 呕：邓珍本无。

[2] 方见伤寒：邓珍本作"方见呕吐中"。

[3] 宜：邓珍本无。

[4] 方见前：邓珍本作"方见痉中"。

[5] 此条邓珍本无。

[6] 此条邓珍本无。

[7] 方见前：邓珍本作"当归生姜羊肉汤方见寒疝中"。

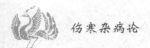

　［8］　此条邓珍本无。

　［9］　大：邓珍本作"以"。

　［10］　后：邓珍本作"妇"。

　［11］　瘀：邓珍本作"干"。

　［12］　三：邓珍本作"二"。

　［13］　粒：邓珍本作"枚"。

　［14］　去足熬：邓珍本作"熬去足"。

　［15］　煮：邓珍本作"煎"。

　［16］～［18］　此三条邓珍本无。

　［19］　一：据例，疑涪陵本脱，径补。

　［20］　差：邓珍本作"即"。

　［21］　方见前：邓珍本作"方见痓病中"。

　［22］～［26］　此五条邓珍本无。

　［27］　续续：邓珍本作"续之"。

　［28］　方见前：邓珍本作"即桂枝汤，方见下利中"。

　［29］　病痓者：此三字邓珍本无。

　［30］　风：邓珍本作"丰"。

　［31］　覆：邓珍本其上有"温"字，疑涪陵本脱。

　［32］　入前药：邓珍本作"煎药"。

　［33］　头痛：邓珍本其下有"者"字。

　［34］　六：邓珍本作"八"。

　［35］～［38］　此四条邓珍本无。

　［39］　饮：邓珍本其上有"以"字。

　［40］　有热：邓珍本其下有"者"字。

　［41］　加：邓珍本无。

　［42］　枳实：邓珍本作"柏实"。

　［43］　此条邓珍本无。

［44］此条邓珍本无。

［45］黄：邓珍本无。

［46］煮取三升，……更服一升：邓珍本作"煮取二升半，内胶令消尽，分温三服。"

［47］此条邓珍本无。

［48］此条邓珍本无。

［49］疞痛：邓珍本作"刺痛不止"。

［50］拘：邓珍本作"中"。

［51］痛：邓珍本其上有"摩"字。

［52］不食：邓珍本作"不能食饮"。

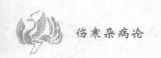

伤寒杂病论卷十五

辨妇人杂病脉症篇第三十八

妇人中风，七八日续来寒热，发作有时，经水适绝者[1]，此为热入血室，其血必结，故使如疟状，发作有时，小柴胡汤主之。(方见前[2])

妇人伤寒，发热，经水适来，昼日明了[3]，暮则谵语，如见鬼状者，此为热入血室，治之无犯胃气及上二焦，必自愈。

妇人中风，发热恶寒，经水适来，得之[4]七八日，热除而脉迟身凉[5]，胸胁下[6]满，如结胸状，谵语者，此为热入血室也，当刺期门，随其实而取之。

阳明病，下血谵语者，此为热入血室，但头汗出者[7]，当刺期门，随其实而泻之。濈然汗出则[8]愈。

妇人胸满，心中坚，咽中帖帖[8]，如有炙脔，半夏厚朴汤主之。

半夏厚朴汤方

半夏一升　厚朴三两　茯苓四两　生姜八[9]两　苏叶[10]二两

合五味，以水一斗[11]，煮取四升，分温四服，日三夜一服。

妇人藏燥，喜悲伤欲哭，象如神灵所作，数欠伸，甘麦大枣汤主之。

甘麦大枣汤方[12]

甘草三两　小麦一升　大枣十枚

合三味，以水六升，煮取三升，分温[13]三服。亦补脾气。

妇人吐涎沫，医反下之，心中[14]即痞，当先治其吐涎沫，小青龙汤主之。治[15]涎沫止，乃治痞，泻心汤主之。
（二方俱见前[16]）

妇人血下，咽干而不渴，其经必断，此荣不足，本自有微寒，故不引饮。渴而得饮者，津液得通，荣卫自合，其经必复下。[17]

妇人病下利，而经水反断者，以下利亡津液故也。但治其利，利止，津液复，经当自下。[18]

妇人小腹硁磊转痛，而复自解，发作无常，经反断，膀胱中结坚急痛，下引阴中，气冲者，久必两胁拘急。[19]

妇人之病，因虚、积冷、结气，为诸经水断绝，至有历年血寒，积极[20]胞门，寒伤经络，凝坚在上，呕吐涎唾，久成肺痈，形体损分；在中盘结，绕脐寒疝，或两胁疼痛，与藏相连，或结热中，痛在关元，脉数无疮，肌若鱼鳞，时着男子，非止女身；在下未多，经候不匀，令[21]阴掣痛，少腹恶寒，或引腰脊，下根气冲，气冲急痛，膝筋[22]疼烦，奄忽眩冒，状如厥癫，或有忧惨，悲伤多嗔，非有鬼神，此皆带下，久则羸瘦，脉虚多寒。三十六病，千变万端，审脉阴阳，虚实紧弦，行其针药，治危得安，其虽同病，脉各异源，子当辨记，勿谓不然。

伤寒杂病论

问曰：妇病如癫疾、郁冒，一日二三十发，师脉之，反言带下，皆如师言，其脉何类？何以别之？师曰：寸口脉濡而紧，濡则阳气微，紧则荣中寒，阳微卫气虚，血结凝寒，阴阳不和，邪气舍于荣卫。疾起少年时，经水来以合房室，移时过度，精感命门间，经下血虚，百脉皆张，中极感阳动，微风激成寒，因虚舍荣卫，冷积丹田，发动上冲，奔在胸膈，津液掩口入，涎唾涌溢出，眩冒如厥状，厥气冲，髀里热，粗医名为厥，灸之因大剧。[23]

问曰：妇人病苦气上冲胸，眩冒，吐涎沫，髀里气冲热，师脉之，不名带下，其脉何类？何以别之？师曰：寸口脉沉而微，沉则卫气伏，微则荣气绝，伏则为疹，荣绝则亡血，病当小便不利，津液闭塞，今反小便通，微汗出，沉变为寒，咳逆呕沫，其肺成痿，津液竭少，亡血损经络，因寒而血厥，手足苦痹，气从丹田起，上至胸胁，沉寒怫郁于上，胸中窒，寒气历阳部，面翕如醉，形体似肥，此乃浮虚，医反下之、长针，复重虚荣卫，久发眩冒，故知为血厥也。[24]

问曰：妇人年五十所，病下血[25]，数十日不止，暮即发热，少腹里急，腹满，手掌烦热，唇口干燥，何也？师曰：此属病[26]带下。何以故？曾经半产，瘀血在少腹不去。何以知之？其症唇口干燥，故知之。当以温经汤主之。

温经汤方

吴茱萸三两　半夏半升　麦门冬一升[27]　生姜　甘草　牡丹皮[28]　阿胶　桂枝　人参　当归　芎䓖　芍药各二两

合十二味，以水二[29]斗，煮取三升，分温三服。

妇人年五十，所病但苦背痛，时时腹中痛，少食多厌，

206

喜膜胀，其脉阳微，关尺小紧，饮食如故，病在下焦，此属带下。[30]

妇人少腹寒，久不受胎，或[31]崩中去血，或月水来过多，或[32]至期不来，温经汤主之。[33]

妇人[34]带下，经水不利，小腹满痛，经一月不[35]见者，土瓜根散主之。

土瓜根散方[36]

土瓜根　芍药　桂枝　䗪虫各三分

合四味，杵为散，酒服方寸匕，日三服。

寸口脉弦而大，弦则为减，大则为芤，减则为寒，芤则为虚，寒虚相搏，此名为革，妇人则半产漏下，旋覆花汤主之。（方见前[37]）

少阴脉浮而紧，紧则疝瘕，腹中痛，半产而伤，浮则亡血，绝产恶寒。[38]

妇人陷经，漏下黑不解，胶姜汤主之。[39]

胶姜汤方

阿胶四两　白胶三两　干姜五两，炒透　生姜汁八两

合四味，以水二斗，煮取一斗，去滓，内胶与姜汁再煮，取四升，温分四服，日三夜一服。

妇人漏血，积月不止，甘草干姜马通汤主之。[40]

甘草干姜马通汤方

甘草四两　干姜炮透存性　当归各二两　阿胶　生艾各三两
马通一升，取汁

合六味，以水八升、清酒二升，煮取五升，去滓，内马通汁及胶，微火煎，取三升，适寒温，分再服。

妇人漏下白沃，经月不绝，甘草术附马蹄汤主之。[41]

甘草术附马蹄汤方

白术四两　附子三两,炮　甘草炙　白马蹄屑炙令焦　赤石脂　禹余粮各二两　乌鲗鱼骨　龙骨　牡蛎熬　干地黄　当归各三两　白僵蚕一两

合十二味，以水二斗，煮减半，分温六服，一日夜令尽。

妇人崩中，赤白暴注，烦闷，竹茹地榆蒲黄汤主之。[42]

竹茹地榆蒲黄汤方

竹茹一斤　地榆　蒲黄　漏芦各三两　柏叶　干姜　芍药甘草炙　当归　桂枝各二两　茯苓一两　灶中黄土半斤

合十二味，以水一斗五升，煮地榆根，减三升，内诸药，更煮，取四升，分温四服，日三夜一服。

妇人崩中，赤白不绝，困笃，禹余粮散主之。[43]

禹余粮散方

禹余粮五两　乌鲗骨　代赭石各一两　白马蹄屑十两　龙骨三两　鹿角二两

合六味，捣散，清酒调服方寸匕，日再服，不知，稍加至二方寸匕。炼蜜和丸亦佳。

妇人漏下不止，卒暴崩中，姜灰蒲黄汤主之。[44]

姜灰蒲黄汤方

干姜炮黑,四两　蒲黄　赤石脂各半斤　当归　阿胶各二两白术　甘草炙,各三两　鹿茸一两

合八味，以清酒、泉水各五升，煮减半，内胶、茸，煮取三升，温分三服。

妇人漏下不止，大崩中，积年不愈，丹参地黄汤主之。[45]

丹参地黄汤方

丹参二两　干地黄半斤　阿胶　甘草各四两　艾叶五两　红花　三七各一两　当归　干姜炮透　荆芥炒黑,各三两　人参二两半

合十一味,以水一斗五升,煮取六升,内童便一升,煮取四升,分三服,一日令尽。

妇人带下,五贲,外实内虚,薏苡芡实牛角䚡散主之。[46]

薏苡芡实牛角䚡散方

薏苡仁　芡实各四两　牛角䚡三枚,烧令赤　阿胶　续断各三两　鹿茸　干姜　当归各二两　赤石脂　禹余粮　乌鲗鱼骨　龙骨各一两

合十二味,捣为散,取方寸匕,入苦酒少许,空腹,调清酒温服,日三服。

妇人腹下十二病,绝产,鳖甲龙骨散主之。[47]

鳖甲龙骨散方

鳖甲半斤　龙骨三两　僵蚕　乌鲗鱼骨　代赭石各四两　桂枝　半夏洗　灶中黄土　柏叶　干姜各二两　石韦去毛　滑石各一两

合十二味,捣为散,温酒服方寸匕,日三服。

妇人少腹满而热[48],如敦状,小便微难而不渴,生后者,此为水与血俱[49]结在血室也,大黄甘遂汤主之。

大黄甘遂汤方

大黄四两　甘遂　阿胶各三两

合三味,以水三升,煮取一升,顿服[50],其血当下。

妇人经水不利下,抵当[51]汤主之。(方见前[52])

妇人月水不通,小腹坚,痛不得近,干漆汤主之。[53]

干漆汤方

干漆_熬 黄芩 当归 芒硝 桂枝_{各二两} 萎蕤 芍药 甘草_炙 细辛 附子_{炮，各一两} 吴茱萸_{一升} 大黄_{三两}

合十二味，以清酒一升，渍一宿，入水一斗，煮取四升，去滓，内硝烊尽，分三服，服别相去一炊顷，再服。

妇人久寒，经水不利，吴萸桂枝桃仁汤主之。[54]

吴萸桂枝桃仁汤方

吴茱萸_{三升} 桂枝_{六两} 桃仁_{五十枚} 人参 芍药 牡丹皮 牛膝_{各三两} 生姜_{一斤} 小麦 半夏_{洗，各一升} 水蛭_熬 虻虫_熬 蟅虫_{熬，去翅足} 甘草_{炙，各一两} 大枣_{二十枚}

合十五味，以清酒五升、水一斗，煮取三升，去滓，适寒温，服一升，每日三服。不能饮酒者，以水代之；汤欲成，乃内诸虫；病人不耐药者，当服七合。

妇人经水不通，阴中肿痛，葱白菖蒲汤主之。[55]

葱白菖蒲汤方

葱白_{一斤} 菖蒲 当归_{各二两} 吴茱萸 阿胶_{熬，各一两}

合五味，以水九升，煮取三升，内胶令烊尽，温分三服。

妇人经水不利，藏肿如瓜，阴中疼，引腰痛者，大黄杏仁汤主之。[56]

大黄杏仁汤方

大黄_{三两} 杏仁 桃仁 虻虫_{去足翅，熬} 水蛭_{熬，各三十枚}

合五味，以水六升，煮取二升五合，分三服。其病当随大小便有所下，多者，止勿服；若少者，再作剂，令五服尽。并治月水不调，或一月再来，或二三月不来，或前或后，闭塞不通，皆悉主之。

妇人经水闭不利，藏坚癖不去，中有干血，下白物，宜内矾石丸[57]。

矾石丸方

矾石三分[58]　杏仁一分

合二味，末之，炼蜜作丸，如[59]枣核大，内藏[60]中，剧者再内之。

妇人月水不利，小腹坚急，大便不通，时下浊物，形如鼻涕，或如鸡子白，此胞中气冷也，吴萸干姜大黄鸡汁汤主之。[61]

吴萸干姜大黄鸡汁汤方

吴茱萸二升　黄雌鸡一只，治如常食法，勿令中水　干姜　大黄　干地黄　当归　黄芩　芎䓖　桂枝　牡丹皮　芒硝　人参　细辛　甘草炙，各二两　芍药三两　水蛭熬　虻虫去足翅，熬　桃仁各五十枚

合十八味，以清酒一升，渍药一炊久，别以水二斗煮鸡，取一斗五升，去鸡，下药合煮，取五升，绞去滓，内芒硝烊尽，搅调相和，适寒温，服一升，日三服。

妇人月水不通六七年，或肿痛，气逆腹胀，癥瘕痛，吴茱萸地黄䗪虫丸主之。[62]

吴茱萸地黄䗪虫丸方

吴茱萸　黄芩　牡桂　桃仁各三两　䗪虫熬，四百枚　干地黄　牡丹皮　干漆熬　芍药　牛膝　桂枝　土瓜根各四两　茯苓三两　海藻三两　葶苈五合，熬令紫色　芒硝一两　人参一两半

合十七味，捣筛为末，另捣桃仁、葶苈如泥，炼蜜和丸，如梧子大，酒服七丸，日三服。

妇人月水不调，或月前，或月后，或如豆汁，腰痛如

伤寒杂病论

折，两脚疼，此胞中风冷也，牡丹大黄汤主之。[63]

牡丹大黄汤方

牡丹　大黄　芒硝各四两　桃仁一升　阳起石　人参　茯苓　水蛭熬　䗪虫熬　甘草炙，各二两

合十味，以水九升，煮取三升，去滓，内芒硝令尽，分三服。

妇人月水不调，或前或后，或多或少，乍赤乍黑，阳起石汤主之。[64]

阳起石汤方

阳起石　甘草炙　干姜　人参　桂枝各二两　附子一两，炮灶中黄土五两　干地黄半斤　续断　赤石脂各三两

合十味，以水一斗，煮取三升五合，分四服，日三夜一。

妇人经来绕脐痛，上抢心胸，往来寒热，如疟疾状，桃仁散主之。[65]

桃仁散方

桃仁五十枚　薏苡仁　代赭石　牛膝各二两　茯苓一两　大黄八两　䗪虫熬，二十枚　桂枝三两

合八味，捣为散，宿勿食，明早空腹温酒服一钱匕，日三服。

妇人六十二种风，腹中[66]血气刺痛，红蓝花酒主之。

红蓝花酒方

红蓝花一两

一味[67]，以酒一大升，煎减半，顿服一半，未止，再服。

妇人腹中诸疾痛，当归芍药散主之。（方见前[68]）

妇人腹中痛，小建中汤主之。（方见前[69]）

问曰：妇人病，饮食如故，烦热不得卧，而反倚息者，何也？师曰：此名转胞，不得溺也。何以故？其人素肌盛，头举身满，今反羸瘦，头举中空[70]，以胞系了戾，故致此病。但当[71]利小便则愈，宜肾气丸主之。（方见前[72]）

妇人阴寒，温阴中，坐药，蛇床子散主之。[73]

蛇床子散方

蛇床子[74]

一味[75]，末之，以白粉少许，和合[76]相得，如枣大，绵裹内之，自然温。

妇人着坐药，强下其经，目眶为痛，足跟难以践地，心中状如悬。[77]

少阴脉数则气淋，阴中生疮。[78]

少阴脉滑而数者，阴中即生疮。

妇人阴中蚀疮烂者，狼牙汤主之。[79]

狼牙汤方

狼牙三两

一味，以水四升，煮取半升，以绵缠箸如茧，浸汤沥阴中，日四遍。

师曰：妇人脉得浮紧，法当身疼痛，今身不痛，但苦腹中痛，肠中鸣，咳则失便，当病阴吹。[80]

师曰：寸口脉浮而弱，浮则为虚，弱则亡血，浮则短气，弱则有热，而自汗出；趺阳脉浮而涩，浮则气溢，涩则有寒，喜噫吞酸，其气热下，小腹则寒。[81]

少阴脉弱而微，微则少血，弱则生风，微弱相搏，阴中恶寒，胃气下泄，吹而正喧。师曰：[82]胃气下泄，阴吹

伤寒杂病论

而正喧，此谷气之实也，以猪膏发煎主之[83]。(方见前[84])

妇人因其夫阴阳过度，玉门疼痛，小便不通，白玉汤主之。[85]

白玉汤方

白玉二两半　白术　当归各五两　泽泻　肉苁蓉洗去甲,各二两

合五味，先以水一斗，煮玉五十沸，去玉，内药，煮取二升，分温三服。

妇人伤于丈夫，苦头痛，欲呕，心闷烦，桑白皮汤主之。[86]

桑白皮汤方

桑根白皮半两　干姜二两　桂枝三两　大枣二十枚

合四味，以水、酒各五升，煮取三升，去滓，服之，适衣，无令汗出。

妇人嫁痛，大黄清酒汤主之。[87]

大黄清酒汤方

大黄三分　清酒一升

合二味，以水一升，合煮十沸，顿服之。

妇人小户嫁痛连日，生姜桂枝芍药甘草汤主之。[88]

生姜桂枝芍药甘草汤方

生姜　甘草炙,各三两　芍药半两　桂枝二两

合四味，以酒二升，煮三沸，去滓，适寒温，分三服。

妇人小户嫁痛，出血，牛膝清酒汤主之，乌鲗鱼骨散亦主之。[89]

牛膝清酒汤方

牛膝五两　清酒二升

合二味，以水三升，合煮取三升，去滓，分三服，

立差。

乌鲗鱼骨散方

乌鲗鱼骨二枚

一味，烧成屑，以酒服方寸匕，日三服，立差。

妇人妊娠，为夫所动，欲死，竹沥汁汤主之。[90]

竹沥汁汤方

竹沥汁一升

新取乘热，适寒温饮之，立差。其法取淡竹，断两头节，以火烧其中央，用器盛两头，得汁收用。

妇人无故溺血，龙骨清酒散主之，桂枝鹿角豆黄卷散亦主之。[91]

龙骨清酒散方

龙骨五两　清酒五升

以龙骨一味，捣为散，酒服方寸匕，空腹服，日三服。

桂枝鹿角豆黄卷散方

桂枝　鹿角　豆黄卷各一两

合三味，捣为散，空腹酒服方寸匕，日三服。

妇人遗溺，不知出时，白薇芍药散主之，矾石牡蛎散亦主之。[92]

白薇芍药散方

白薇　芍药各二两半

合二味，捣为散，酒服方寸匕，日三服。

矾石牡蛎散方

矾石　牡蛎俱熬，各三两

合二味，捣为散，酒服方寸匕。亦治丈夫。

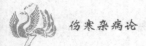

【校勘】

[1] 适绝者：邓珍本作"适断"。

[2] 方见前：邓珍本作"方见呕吐中"。

[3] 了：邓珍本作"瞭"。

[4] 之：邓珍本无。

[5] 热除而脉迟身凉：邓珍本无"而"字，"凉"字下有"和"字。

[6] 下：邓珍本无。

[7] 者：邓珍本无。

[8] 则：邓珍本作"者"。

[8] 胸满，心中坚，咽中帖帖：邓珍本正文中无"胸满，心中坚，（咽中）帖帖"七字，乃涪陵本从注文中补入。

[9] 八：邓珍本作"五"。

[10] 苏叶：邓珍本作"干苏叶"。

[11] 一斗：邓珍本作"七升"。

[12] 甘麦大枣汤方：邓珍本作"甘草小麦大枣汤方"。

[13] 分温：邓珍本作"温分"。

[14] 中：邓珍本作"下"。

[15] 治：邓珍本无。

[16] 二方俱见前：邓珍本作"小青龙汤方见肺痈中"、"泻心汤方见惊悸中"。

[17]～[19] 此三条邓珍本无。"荣卫自和"涪陵本讹为"荣卫不和"，于理不通，据《脉经》径改。

[20] 极：邓珍本作"结"，为是。

[21] 令：邓珍本作"冷"。

[22] 筋：邓珍本作"胫"。

[23] 此条邓珍本无。

[24] 此条邓珍本无。

［25］血：邓珍本作"利"。

［26］属病：邓珍本作"病属"。

［27］一升：邓珍本作"乙升"，其下有"去心"二字。

［28］牡丹皮：邓珍本作"牡丹去心"。

［29］二：邓珍本作"一"，涪陵本恐误。

［30］此条邓珍本无。

［31］或：邓珍本作"兼取"。

［32］或：邓珍本作"及"。

［33］此条乃从邓珍本温经汤方后注转为正文。

［34］妇人：此二字邓珍本无。

［35］不：邓珍本作"及"。

［36］土瓜根散方：邓珍本其下有"阴癩肿亦主之"六字。

［37］方见前：此三字邓珍本无，此处有"旋覆花汤方"。

［38］此条邓珍本无。

［39］邓珍本无"胶姜汤方"，此处有"臣忆等校诸本无胶姜汤方，想是前妊娠中胶艾汤"二十字小字注文。

［40］～［47］此八条邓珍本无。"鳖甲龙骨散方"中"石韦"涪陵本写作"石苇"，径改。

［48］而热：此二字邓珍本无。

［49］俱：邓珍本作"并"。

［50］顿服：邓珍本其下有"之"字。

［51］当：邓珍本作"党"。

［52］方见前：此三字邓珍本无，此处有"抵党汤方"。

［53］～［56］此四条邓珍本无。

［57］宜内矾石丸：邓珍本作"矾石丸主之"。

［58］矾石三分：邓珍本其下有"烧"字。

［59］如：邓珍本无。

［60］藏：邓珍本作"脏"。

[61]～[65] 此五条邓珍本无。

[66] 腹中：邓珍本其上有"及"字。

[67] 一味：邓珍本其上有"右"字。

[68] 方见前：邓珍本作"方见前妊娠中"。

[69] 方见前：邓珍本作"方见前虚劳中"。

[70] 何以故？其人素肌盛，头举身满，今反羸瘦，头举中空：此二十字邓珍本无。

[71] 当：邓珍本无。

[72] 方见前：此三字邓珍本无，此处有"肾气丸方"。

[73] 邓珍本无此条，"温阴中，坐药"五字在"蛇床子散方"之下。

[74] 蛇床子：邓珍本其下有"仁"字。

[75] 一味：邓珍本其上有"右"字。

[76] 合：邓珍本作"令"。

[77] 此条邓珍本无。

[78] 此条邓珍本无。

[79] 邓珍本此条并上条合为一条，无"妇人"二字。

[80] 此条邓珍本无。

[81] 此条邓珍本无。

[82] 少阴脉弱而微，……师曰：此二十四字邓珍本无。

[83] 以猪膏发煎主之：邓珍本作"膏发煎导之"。

[84] 方见前：邓珍本作"膏发煎方见黄疸中"。

[85]～[92] 此八条邓珍本无。

辨小儿病脉症篇第三十九

小儿疳虫蚀齿，宜雄黄葶苈猪膏散烙之。[1]

雄黄葶苈猪膏散方[2]

雄黄　葶苈各等分[3]

合二味，末之，取腊[4]月猪脂镕，以槐枝绵裹头四五枚，点药烙之。

小儿卒中风，口噤，不下一物，雀矢丸主之。[5]

雀矢丸方

瓦雀矢如麻子大

丸，饮服，即愈。鸡矢白尤良，并治小儿鬼疰。[6]

小儿羸瘦，有蛔虫，蘡芦黍米汤主之。

蘡芦黍米汤方

蘡芦　黍米汁二升

合二味，切蘡芦，内泔水中，以水三升二合，煮取二升。五岁儿，服五合，日三服；儿大者，服一升。或用米煮服，或用米粉作糖饼，随人。

小儿三虫，芎䓖雷丸散主之。[7]

芎䓖雷丸散方

芎䓖　雷丸各等分

合二味，捣为散，饮服一钱匕，日三服。

小儿重舌方[8]

取二三屠家肉，各以指许大，切，摩舌，儿立能乳，便啼。

又方[9]

取衣鱼，烧作灰，以傅舌上。

小儿重舌，舌强不能收唾方[10]

取鹿角末，如大豆许，安舌上，或安舌下，日三，即差。

又方[11]

取蛇退烧灰，末之，合大酢，以鸡毛取之，以括舌上下，日三遍，差。

小儿重舌，舌生疮，涎出方[12]

生菖蒲，暴干末之，傅舌上，不过二三度，愈。

又方[13]

取田中蜂房，烧灰，以醇酒和，傅咽喉下，立愈。

【校勘】

[1] 此条邓珍本无。

[2] 雄黄葶苈猪膏散方：邓珍本作"小儿疳虫蚀齿方"。

[3] 各等分：此三字邓珍本无。

[4] 腊：涪陵本讹为"蜡"，径改。

[5]～[13] 此八条邓珍本无。

伤寒杂病论卷十六

辨杂疗方篇第四十

退五藏虚热，四时加减柴胡饮子方

柴胡　白术各八分　大腹槟榔[1]四枚，并皮子用　橘皮[2]五分
生姜三[3]分　桔梗七分

合六味[4]，咬咀，分为三贴，一贴以水三升，煮取二
升，温分[5]三服，如人行四五里，进一服。如四体壅，加
甘草少许，每贴分作三小贴，每小贴以水一升，煮取七合，
温服，再合滓为一服，重煎，都成四服。冬三月，柴胡稍
多；春三月，比冬减白术，增枳实；夏三月，比春多甘草，
仍用白术；秋三月，同；冬三月，惟橘皮稍多[6]。

心腹诸卒暴百病，若中暴客忤，心腹胀满，卒痛如锥
刺，气急口噤，停尸卒死者，三物备急丸主之。[7]

三物备急丸方

大黄　干姜　巴豆去皮心，熬，外研如泥[8]各一两

合三味，药须精新[9]。先捣大黄、干姜为末，研巴豆
内中，合治一千杵，用为散，蜜和丸亦佳。密器[10]贮之，
莫令泄气[11]。以暖水苦酒[12]，服大豆许三四丸，或不
能[13]下，捧头起，灌令下咽，须臾当差。如未差，更与三

丸，当腹中鸣，即吐下，便差。若口噤，亦须折齿灌之。

伤寒，令愈不复，紫石寒食散主之。

紫石寒食散方[14]

紫石英　白石英　赤石脂　太乙余粮[15]　石钟乳煅[16]
栝蒌根　防风[17]　桔梗　文蛤　鬼臼各十分　桂枝[18]　干姜
附子[19]各四分

合十三味，杵为散，酒服方寸匕。

救卒死方

薤捣汁，灌鼻中。

雄鸡冠割取血，管吹内鼻中。

猪脂如鸡子大，苦酒一升，煮沸，灌喉中。

鸡肝及血涂面上，以灰围四旁，立起。

大豆二七粒，以鸡子白并酒和，尽以吞之。

救卒死而壮热者方

矾石半斤，以水一斗[20]，煮消，以渍脚，令没踝。

救卒死而目闭者方

骑牛临面，捣薤汁灌耳中，吹皂角[21]末鼻中，立效。

救卒死而张口反折者方

灸手足两爪皮[22]十四壮[23]，饮以五毒者[24]膏散（有巴豆者）。

救卒死而四肢不收、失便者方

马溺[25]一升，水三斗，煮取二升[26]以洗之。又取牛洞[27]一升，温酒灌口中，灸心下一寸、脐上三寸、脐下四寸，一百壮[28]，差。

救小儿卒死而吐利，不知何病者[29]方

狗矢[30]一丸，绞取汁以灌之。无湿者，水煮干者取汁。

尸厥脉动而无气，气闭不通，故静而死也，治方[31]

菖蒲屑内鼻孔中，吹之，令人以桂屑着舌下。

又方

剔取左角发方寸，烧末，酒和灌之[32]，令入喉，立起。

救卒死、客忤死，还魂汤主之。通治诸感忤。

还魂汤方[33]

麻黄三两[34]　　杏仁七十粒[35]　　甘草一两，炙

合三味，以水八升，煮取三升，去滓，分令咽之。

又方

韭根一把　　乌梅二七粒[36]　　吴茱萸半升[37]

合三味，以水一斗煮之。以病人栉内中三沸，栉浮者生，沉者死。煮取三升，去滓，分饮之。

救自缢死，旦至暮，虽已冷，必可治；暮至旦，小难也，恐此当言忿[38]气盛故也。然夏时夜短于昼，又热，犹应可治。又云：心下若微温者，一日以上，犹可治之。

方

徐徐抱解，不得截绳，上下安被卧之。一人以脚踏其两肩，手少挽其发，当[39]弦弦，勿纵之；一人以手按据胸上，数动之；一人摩将[40]臂胫屈伸之，若已僵，但渐渐强屈之，并按其腹。如此一炊顷，气从口而[41]出，呼吸眼开，而犹引按莫置，亦勿劳苦之，须臾，可少与桂枝汤及粥[42]。

凡中暍死，不可使得冷，得冷便死，疗之方

屈草带，绕暍人脐，使三两人溺其中，令温。亦可用热泥和屈草，亦可用瓦碗底[43]及车缸，以着暍人脐[44]，令[45]溺须得流出[46]。此为[47]道路穷卒无汤，当令溺其中。欲使多人溺，取令温，若汤便可与之，不可泥及车缸，恐

此物冷。喝既在夏月，得热泥土，暖车缸，亦可用也。

救溺死方

取灶中灰两石余以埋人，从头至足，水出气孔即活。尝试蝇子落水而死者，用灶中灰埋之自活[48]。

治马坠及一切筋骨损方

绯[49]帛如手大，烧灰 乱发如鸡子大，烧灰[50] 久用炊单布一尺，烧灰 甘草如中指节，炙，剉 大黄一两，切，候[51]汤成下 败蒲一握三寸 桃仁四十九枚[52]，去皮尖，熬

合七味，以童子小便，量多少煎汤成，内酒一大盏，次下大黄，去滓，分温三服。先剉败蒲席半领，煎汤浴，衣被盖覆[53]，斯须[54]通利数行，痛楚立差，利及浴水赤，勿怪，即[55]瘀血也。

【校勘】

[1] 槟榔：邓珍本作"宾郎"。

[2] 橘皮：邓珍本作"陈皮"。

[3] 三：邓珍本作"五"。

[4] 合六味：邓珍本作"右各"。

[5] 温分：邓珍本作"分温"。

[6] 冬三月，柴胡稍多；……冬三月，惟橘皮稍多：此段文字邓珍本无，其文及体例作

"冬三月加柴胡八分 白术八分 大腹宾郎四枚，并皮子用 陈皮五分 生姜五分 桔梗七分

春三月加枳实 减白术共六味

夏三月加生姜三分 枳实五分 甘草三分，共八味

秋三月加陈皮三分，共六味"。

[7] 此条从邓珍本方后注转为条文，邓珍本"暴"作

"恶"，"三物备急九主之"七字无。

[8] 泥：邓珍本作"脂"。

[9] 合三味，药须精新：邓珍本作"右药各须精新"。

[10] 密器：邓珍本其下有"中"字。

[11] 泄气：邓珍本作"歇"。

[12] 暖水苦酒：邓珍本作"缓水若酒"。

[13] 能：邓珍本无。

[14] 伤寒，令愈不复，紫石寒食散主之。紫石寒食散方：邓珍本"伤寒"上有"治"字，"紫石寒食散主之"七字无。

[15] 太乙余粮：邓珍本作"乙"作"一"，其下有"烧"字。

[16] 石钟乳煅：邓珍本作"钟乳碓錬"。

[17] 风：邓珍本作"丰"。

[18] 桂枝：邓珍本其下有"去皮"二字。

[19] 附子：邓珍本其下有"炮去皮"三字。

[20] 一斗：邓珍本作"一斗半"。

[21] 皂角：邓珍本作"皂荚"。

[22] 皮：邓珍本作"后"。

[23] 十四壮：邓珍本其下有"了"字。

[24] 者：邓珍本作"诸"。

[25] 溺：邓珍本作"屎"。

[26] 升：邓珍本作"斗"。

[27] 牛洞：邓珍本其下有"稀粪也"三字小字注文。

[28] 一百壮：邓珍本其上有"各"字，疑涪陵脱。

[29] 何病者：邓珍本作"是何病"。

[30] 矢：邓珍本作"屎"。

[31] 治方：邓珍本其下有"脉证见上卷"五字小字注文。

[32] 之：邓珍本无。

[33] 通治诸感忤。还魂汤方：邓珍本"通治诸感忤"五字为方后注文，"还魂汤"三字无。

[34] 三两：邓珍本其下有"去节，一方四两"六字小字注文。

[35] 杏仁十七粒：邓珍本作"杏仁去皮尖七十个"。

[36] 粒：邓珍本作"个"。

[37] 半升：邓珍本其下有"炒"字。

[38] 忿：邓珍本作"阴"。

[39] 当：邓珍本作"常"。

[40] 将：邓珍本作"捋"，涪陵本疑讹。

[41] 而：邓珍本无。

[42] 桂枝汤及粥：邓珍本作"桂汤及粥清"，其下有"含与之，令濡喉，渐渐能咽，及稍止，若向令两人以管吹其两耳，罙好。此法最善，无不活者"三十四字。涪陵本疑脱。

[43] 用瓦碗（注者按：涪陵本写作"盌"）底：邓珍本作"扣瓦椀底按"五字。

[44] 脐：邓珍本无。

[45] 令：邓珍本其上有"取"字。

[46] 出：邓珍本作"去"。

[47] 为：邓珍本作"谓"。

[48] 尝试蝇子落水而死者，用灶中灰埋之自活：此一十七字邓珍本无。

[49] 绯：涪陵本讹为"腓"，径改。

[50] 烧灰邓珍本其下有"用"字。

[51] 候：邓珍本作"浸"。

[52] 枚：邓珍本作"个"。

[53] 盖覆：邓珍本作"覆复"。

[54] 斯史：邓珍本作"斯须"。

[55] 即：邓珍本作"则"。

辨禽兽鱼虫禁忌并治第四十一

凡饮食滋味，以养于身，食之有妨，反能为害，自非食[1]药炼液，焉能不饮食乎？窃[2]见时人，不闲调摄，疾疢竞起，若不因食而生，苟全其生，须知切忌者矣。所食之味，有与病相宜，有与身为害，若得宜则益体，害则成疾，以此致危，例皆难疗。凡煮药饮汁，以解毒者，虽云救急，不可热饮，诸毒疾得热更甚，宜冷饮之。

肝病禁辛，心病禁咸，脾病禁酸，肺病禁苦，肾病禁甘。春不食肝，夏不食心，秋不食肺，冬不食肾，四季不食脾。辨曰：春不食肝者，为肝气王，脾气败，若食肝，则又补肝，脾气败尤甚，不可救；又肝王之时，不可以死气入肝，恐伤魂也。若非王时，即虚，以甘[3]补之佳，余藏准此。

凡肝藏，自不可轻啖，自死者弥甚。

凡心，皆为神识所舍，勿食之，使人来生复其报对矣。

凡肉及肝，落地不着尘土者，不可食之。

猪肉落水浮者，不可食。

猪肉及鱼，若狗不食、鸟不啄者，不可食。

诸肉不干，火炙不动，见水自动者，不可食之。

肉中如有[4]朱点者，不可食之。

六畜肉，热血不断者，不可食之。

父母及身本命肉，食之令人神魂不安。

食肥肉及热羹，不得饮冷水。

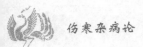

诸五藏及鱼投地，尘土不污者，不可食之。

秽饭、馁肉、臭鱼，食之皆伤人。

自死肉，口闭者，不可食之。

六畜自死，皆疫死，则有毒，不可食之。

兽自死，北首及伏地者，食之杀人。

食生肉，饱饮乳，变成白虫（一作血蛊）。

疫死牛肉，食之令病洞下，亦致坚积，宜利药下之。

脯藏米瓮中[5]，有毒，及经夏食之，发肾病。

治自死六畜肉中毒方

黄柏屑，捣服方寸匕。

治食郁肉漏脯中毒方郁肉，密器盖之隔宿者是也；漏脯，茅屋漏下沾著者是也

烧犬屎，酒服方寸匕，每服人乳汁亦良。饮水生韭汁三升，亦得。

治黍米中藏干脯食之中毒方

大豆浓煮汁，饮数升，即解。亦治狸肉漏脯等毒。

治食生肉中毒方

掘地深三尺，取其下土三升，以水五升，煮数沸，澄清汁，饮一升，即愈。

治六畜鸟兽肝中毒方

水浸豆豉，绞取汁，服数升，愈。

马脚无夜眼者，不可食之。

食酸马肉，不饮酒，则杀人。

马肉不可热食，伤人心。

马鞍下肉，食之杀人。

白马黑头者，不可食之。

白马青蹄者，不可食之。

马肉狆肉共食，饱醉卧，大忌。

驴马肉合猪肉食之，成霍乱。

马肝及毛，不可妄食，中毒害人。

治马肝毒中人未死方

雄鼠屎，二七粒，末之，水和服，日再服。<small>（屎尖者是）</small>

又方

人垢，取方寸匕，服之佳。

治食马肉中毒欲死方

香豉<small>二两</small>　杏仁<small>三两</small>

合二味，蒸一食顷，杵[6]之服，日再服。

又方

煮芦根汁饮之，良。

疫死牛，或目赤，或黄，食之大忌。

牛肉共猪肉食之，必作寸白虫。

青牛肠不可合犬肉食之。

牛肺从三月至五月，其中有虫如马尾，割去勿食，食则损人。

牛羊猪肉，皆不得以楮木、桑木蒸炙食之，令人腹内生虫。

噉蛇牛肉，杀人，何以知之？噉蛇者，毛发向后顺者是也。

治噉蛇牛肉食之欲死方

饮人乳汁一升，立愈。

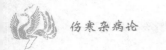

又方

以泔洗头，饮一升，愈。

又方

牛肚细切，以水一斗，煮取一升，暖饮之，大汗出者愈。

治食牛肉中毒方

甘草煮汁，饮之即解。

羊肉具[7]有宿热者，不可食之。

羊肉不可共生鱼、酪食之，害人。

羊蹄甲中有珠子白者，名羊悬筋，食之令人癫。

白羊黑头，食其脑，作肠痈。

羊肝共生椒食之，破人五藏。

猪肉共羊肝和食之，令人心闷。

猪肉以生胡[8]荽同食，烂人脐。

猪脂不可合梅子食之。

猪肉和葵食之，少气。

鹿肉[9]不可和蒲白作羹，食之发恶疮。

麋脂及梅李子，若妊妇食之，令子青盲，男子伤精。

獐肉不可合虾，及生菜、梅李果食之，皆病人。

痼疾人不可食熊肉，令终身不愈。

白犬自死不出舌者，食之害人。

食狗鼠余，令人发瘘疮[10]。

治食犬肉不消，心下坚，或腹胀，口干大渴，心急发热，妄语如狂，或洞下方

杏仁一升，合皮熟研用

一味[11]，以沸汤二[12]升，和取汁，分三服，利下肉

230

片，大验。

妇人妊娠，不可食兔肉、山羊肉，及鳖、鸡、鸭，令子无声音。

兔肉不可合白鸡肉食之，令人面发黄。

兔肉着干姜食之，成霍乱。

凡鸟自死，口不闭、翅不合者，不可食之。

诸禽内[13]肝青者，食之杀人。

鸡有六翮四距者，不可食之。

乌鸡白首者，不可食之。

鸡不可共葫蒜食之，滞气。（一云鸡子）

山鸡不可合鸟兽肉食之。

雉肉久食之，令人瘦。

鸭卵不可合鳖肉食之。

妇人妊娠食雀肉，令子淫乱无耻。

雀肉不可合李子食之。

燕肉勿食，入水为蛟龙所嗷。

鸟兽有中毒箭死者，其肉有毒，解之方

大豆煮汁及盐汁，服之解。

鱼头正白如连珠至脊上，食之杀人。

鱼头中无鳃者，不可食之，杀人。

鱼无肠胆者，不可食之，三年阴不起，女子绝生。

鱼头似有肉[14]者，不可食之。

鱼目合者，不可食之。

六甲日，勿食鳞甲之物。

鱼不可合鸡肉食之。

鱼不得合鸬鹚肉食之。

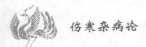

鲤鱼鲊，不可合小豆藿食之，其子不可合猪肝食之，害人。

鲤鱼不可合犬肉食之。

鲫鱼不可合猴雉肉食之。一云：不可合猪肝食。

鳀鱼合鹿肉生食，令人筋甲缩。

青鱼[15]不可合生葫荽及生葵并麦中食之。

鳅鳝不可合[16]白犬血食之。

龟肉不可合酒果[17]子食之。

鳖目回[18]陷者，及压下有王字形者，不可食之。又[19]其肉不得合鸡鸭子食之。

龟鳖肉不可合苋菜食之。

虾无须，及腹下通黑，煮之反白者，不可食之。

食脍[20]饮奶酪，令人腹中生虫，为瘕。

脍食之，在心胸间不化，吐复不出，速下除之。久成癥病，治之方

橘皮一两　　大黄二两　　朴硝二两

合三味，以水一大升，煮至小升，顿服即消。

食脍多不消，结为癥病，治之方

马鞭草

一味[21]，捣汁饮之。或以姜叶汁，饮之一升，亦消。又可服吐药吐之。

食鱼后食毒，两种烦乱，治之方

橘皮浓煎汁，服之即解。

食鲩鲐鱼中毒方

芦根煮汁，服之即解。

蟹目相向，足斑[22]目赤者，不可食之。

食蟹中毒治之方

紫苏煮汁，饮之三升。紫苏子捣汁饮之，亦良。

又方

冬瓜汁，饮二升。食冬瓜亦可。

凡蟹未遇霜，多毒，其熟者，乃可食之。

蜘蛛落食中，有毒，勿食之。

凡蜂、蝇、虫、蚁等，多集食上，食之致瘘。

【校勘】

[1] 食：邓珍本作"服"。

[2] 窃：邓珍本作"切"。

[3] 甘：邓珍本作"肝"。

[4] 如有：邓珍本作"有如"。

[5] 脯藏米瓮中：邓珍本作"脯脏朱瓮中"，涪陵本是。

[6] 杵：邓珍本其上有"熟"字。

[7] 具：邓珍本作"其"。

[8] 胡：邓珍本作"葫"。

[9] 肉：邓珍本作"人"。

[10] 瘘疮：邓珍本其上有"瘑"字。

[11] 一味：此二字邓珍本无。

[12] 二：邓珍本作"三"。

[13] 内：邓珍本作"肉"。

[14] 肉：邓珍本作"角"。

[15] 青鱼：邓珍本其上有"酢"字。

[16] 合：涪陵本脱，依例径补。

[17] 果：邓珍本作"菜"。

[18] 回：邓珍本作"四"。

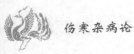

［19］又：邓珍本无，此处有"〇"，示另作一条。

［20］脍：邓珍本作"鲙"，下同，不再出注。

［21］一味：邓珍本其上有"右"字。

［22］斑：邓珍本作"班"。

辨果实菜谷禁忌并治第四十二

果子生食，生疮。

果子落地经宿，虫蚁食之者，人大忌食之。

生米停留多日，有损处，食之伤人。

桃子多食，令人热，仍不得入水浴，令人病淋沥、寒热病。

杏酪不熟，伤人。

梅多食，坏人齿。

李不可多食，令人胪胀。

林檎不可多食，令人百脉弱。

橘柚多食，令人口爽，不知五味。

梨不可多食，令人寒中，金疮、产妇亦不宜食。

樱桃、杏多食，伤筋骨。

安石榴不可多食，伤[1]人肺。

胡桃不可多食，令人动痰饮。

生枣多食，令人热渴气胀，寒热羸瘦者，弥不可食，伤人。

食诸果中毒治之方

猪骨烧灰[2]

一味[3]，末之，水服方寸匕。亦治马肝、漏脯等毒。

木耳赤色及仰生者，勿食。菌仰卷及赤色者，不可食。

食诸菌中毒，闷乱欲死治之方

人粪汁一升。土浆饮一二升。大豆浓煮汁，饮之。服诸吐利药并解。

食枫蛀[4]菌而哭不止，治之以前方。

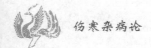

误食野芋，烦毒欲死，治之以前方[5]。（其野芋根，山东人名魁芋。人种芋三年不收，亦成野芋，并杀人。）

蜀椒闭口者有毒，误食之，戟人咽喉，气病欲绝，或吐下白沫，身体痹冷，急治之方

肉桂煎汁饮之。饮[6]冷水一二升。或食蒜。　或饮地浆。或浓煮豉汁饮之，并解。

正月勿食生葱，令人面生游风。

二月勿食蓼，伤人肾。

三月勿食小蒜，伤人志性。

四月、八月勿食葫荽[7]，伤人神。

五月勿食韭，令人乏气力。

五月五日勿食一切生菜，发百病。

六月、十[8]月勿食茱萸，伤人[9]神气。

八月、九月勿食姜，伤人神。

十月勿食椒，损人心，伤心脉。

十一月、十二月勿食薤，令人多涕唾。

四季勿食生葵，令人饮食不化，发百病。非但食中，药中皆不可用，深宜慎之。

时病差未健，食生菜，手足必肿。

夜食生菜，不利人。

十月勿食被霜生菜，令人面无光、目涩、心痛、腰疼，或发心疟，疟发时，手足十指爪皆青，困委。

葱、韭初生芽者，食之伤人心气。

饮白酒，食生韭，令人病增。

生葱不可共蜜食之，杀人，独颗蒜弥忌。

枣合生葱食之，令人病。

生葱和雄鸡雉、白犬肉食之，令人七窍经年流血。

食糖、蜜后四日内，食生葱、蒜[10]，令人心痛。

夜食诸姜、蒜、葱等伤人心。

芜青根，多食令人气胀。

薤不可共牛肉作羹，食之成瘕病，韭亦然。

蓴多食[11]，动痔疾。

野苣不可同蜜食之，作内痔。

白苣不可共酪同食，作𧏛虫。

黄瓜食之，发热病。

葵心不可食，伤人，叶尤冷，黄背赤茎者，勿食之。

葫荽久食之，令人多忘。

病人不可食葫荽及黄花菜[12]。

芋不可多食，动病。

妊妇食姜，令子余指。

蓼多食，发心痛。

蓼和生鱼食之，令人夺气，阴咳疼痛。

芥菜不可共兔肉食之，成恶邪病。

小蒜多食，伤人心力。

食躁式[13]躁方

豉

浓煮汁饮之。

钩吻与芹菜相似，误食之，杀人，解之方（《肘后》云：与茱萸、食芥相似。）

荠苨八两

一味[14]，水六升，煮取二升，分温二服。（钩吻生地旁无他草，茎[15]有毛者，以此别之。）

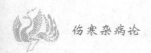

　　菜中有水茛菪，叶圆而光，有毒，误食之，令人狂乱，状如中风，或吐血，治之方

　　甘草

　　煮汁，服之即解。

　　春秋二时[16]，**龙带精入芹菜中，人偶食之为病，发时手青腹满，痛不可忍，名蛟龙病，治之方**

　　硬糖二三升

　　一味[17]，日两度服之，吐出如蜥蜴三五枚，差。

　　食苦瓠中毒治之方

　　黎[18]穰

　　煮汁，数服之，解。

　　扁豆，寒热者不可食之。

　　久食小豆，令人枯燥。

　　食大豆等[19]，忌噉猪肉。

　　大麦久食，令人作疥。

　　白黍米，不可同饴蜜食，亦不可合葵食之。

　　荞麦面，多食[20]令人发落。

　　盐多食，伤人肺。

　　食冷物，冰人齿。

　　食热物，勿饮冷水。

　　饮酒食生苍耳，令人心痛。

　　夏月大醉汗流，不得冷水洗着身及使扇，即成病。

　　饮酒，大忌灸[21]腹背，令人肠结。

　　醉后，勿饱食，发寒热。

　　饮酒食猪肉，卧秫[22]稻穰虫，则发黄。

　　食饴多饮酒，大忌。

凡水及酒，照见人影动者，不可饮之。

醋合酪食之，令人血瘕。

食白米粥，勿食生苍耳，成走疰[23]。

食甜粥已，食盐即吐。

犀角箸[24]搅饮食，沫出，及浇地喷[25]起者，食之杀人。

饮食中毒烦满治之方

苦参三两　苦酒一升半

合二味，煮三沸，三上三下，服之，吐食出，即差。或以水煮亦得。

又方

犀角汤亦佳。

贪食多食[26]，不消，心腹坚满痛，治之方

盐一升　水三升

合二味，煮令盐消，分三服，当吐出食，便差。

矾石生入腹，破人心肝，亦禁水。

商陆以水服，杀人。

葶子傅头疮，药成入脑，杀人。

水银入人耳及六畜等，皆死。以金银着耳边，水银即[27]吐。

苦练无子者，杀人。

凡诸毒多是假毒，以投元知时，宜煮甘草、荠苨汁饮之，通除诸毒药。

【校勘】

[1] 伤：邓珍本作"损"。

［2］灰：邓珍本作"过"。

［3］一味：邓珍本其上有"右"字。

［4］蛀：邓珍本作"柱"。

［5］治之以前方：邓珍本作"治之方。以前方"。

［6］饮：邓珍本其上有"多"字。

［7］葫荽：邓珍本作"胡荽"，下同，不再出注。

［8］十：邓珍本作"七"。

［9］人：邓珍本无，涪陵本疑衍。

［10］蒜：邓珍本作"韭"。

［11］食：邓珍本作"病"。

［12］菜：邓珍本作"茱"。

［13］或：邓珍本作"式"，涪陵本"方名目录"中亦作"式"。此文颇不可解，今保留涪陵本原貌待考，不求一致。

［14］一味：邓珍本其上有"右"字。

［15］茎：邓珍本其上有"其"字。

［16］时：邓珍本无。

［17］一味：邓珍本其上有"右"字。

［18］黎：邓珍本作"黍"，是。

［19］等：邓珍本作"屑"。

［20］多食：邓珍本其下有"之"字。

［21］灸：涪陵本讹为"炙"，径改。

［21］秫：邓珍本作"秌"，是。

［23］箸：邓珍本讹为"筋"，涪陵本写作"筯"（"箸"之异体字）。

［24］喷：邓珍本作"墳（坟）"。

［25］多食：邓珍本作"食多"。

［26］即：邓珍本作"则"。

附　录

一、中医古籍处方剂量换算

　　中医处方及其每一味药的剂量，向来是"不传之秘"。仲圣却将此和盘托出，功莫大焉！而古方尤其是汉代的古方剂量如何换算成现代计量单位，后代尤其是现今争论很大，众说纷纭，莫衷一是。自 1981 年考古发现汉代度量衡器"权"以后，经过当代柯雪帆、李可、郝万山等众多专家学者研究，此问题基本得到解决。现摘要整理如下：

　　1 石≈4 钧≈49760 克

　　1 钧≈30 斤≈7440 克

　　1 斤≈60 两≈248 克≈250 毫升水

　　1 两≈24 铢≈15.625 克

　　1 圭≈0.5 克

　　1 撮≈2 克

　　1 方寸匕≈金石类药末 2.74 克≈动物类药末 2 克≈草木类药末 1 克

　　半方寸匕≈1 刀圭≈1 钱匕≈1.5 克

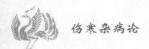
1 钱匕≈1.5～1.8 克

1 铢≈0.65 克

1 铢≈100 粒黍米的重量

1 分≈3.9～4.2 克

1 斛≈10 斗≈20000 毫升

1 斗≈10 升≈2000 毫升

1 升≈10 合≈200 毫升

1 合≈2 龠≈20 毫升

1 龠≈5 撮≈10 毫升

1 撮≈4 圭≈2 毫升

1 圭≈0.5 毫升

1 引≈10 丈≈2310 厘米

1 丈≈10 尺≈231 厘米

1 尺≈10 寸≈23.1 厘米

1 寸≈10 分≈2.31 厘米

1 分≈0.231 厘米

梧桐子大≈黄豆大

蜀椒 1 升≈50 克

葶苈子 1 升≈60 克

吴茱萸 1 升≈50 克

五味子 1 升≈50 克

半夏 1 升≈130 克

虻虫 1 升≈16 克

附子大者 1 枚≈20～30 克

附子中者 1 枚≈15 克

强乌头 1 枚≈3 克

强乌头大者 1 枚≈5～6 克

杏仁大者 10 枚≈4 克

栀子 10 枚≈15 克

栝楼 1 枚≈46 克

枳实 1 枚≈14.4 克

石膏鸡子大 1 枚≈40 克

厚朴 1 尺≈30 克

竹叶 1 握≈12 克

另据 1956 年重庆新辑宋本《伤寒论》：

（1）从桂枝汤知 12 枚大枣合 3 两重，则 1 两约为 14 克。（1 斤=16 两；1 两=4 分；1 分=6 铢）

（2）从滑石白鱼散知 1 方寸匕至少为 2 分，即 7 克。

（3）从瓜蒂散知 1 钱匕约为 2/3 分，即 2.3 克。

（4）结合经验知 1 升合 1 碗，约为 200～250 毫升（1 斛=10 斗，1 斗=10 升，1 升=10 合）。

（5）若言某物若干升者，实为以升量物，从柴胡桂枝汤和小柴胡汤对比可知 1 升约为 6 两，即 84 克。

最后，值得强调指出：《伤寒杂病论》所收集的药方，所用到的几乎都是常见的植物类药，很少用到动物类和金石类药。虽然如此，其所用少数几个虫类等却十分重要，处方时其计量最好不要换算成现代计量单位，还是严格遵循原有的"个、只"计量，以确保处方效果。

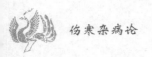

二、汤方索引（笔画排序）

一画

二画

三画

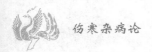

七画

九画

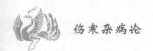

伤寒杂病论

十画

伤寒杂病论